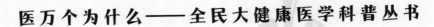

医万个为什么——全民大健康医学科普丛书

见微知著话检验

——医学检验常识问答

胡三元 总主编

马万山 主 编

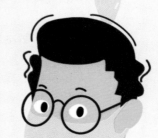

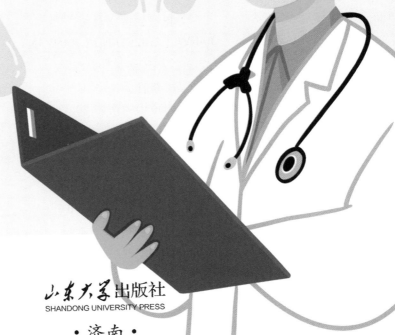

山东大学出版社

SHANDONG UNIVERSITY PRESS

·济南·

图书在版编目(CIP)数据

见微知著话检验:医学检验常识问答/马万山主编
.—济南:山东大学出版社,2023.6
（医万个为什么:全民大健康医学科普丛书/胡三
元主编）
ISBN 978-7-5607-7675-0

Ⅰ.①见…　Ⅱ.①马…　Ⅲ.①医学检验—问题解答
Ⅳ.①R446-44

中国国家版本馆 CIP 数据核字(2023)第 028775 号

策划编辑　徐　翔
责任编辑　蔡梦阳
封面设计　王秋忆
特约编审　王兴步　徐从芬
录　　音　赵浩然

见微知著话检验
JIANWEI ZHIZHU HUA JIANYAN
——医学检验常识问答

出版发行	山东大学出版社
社　　址	山东省济南市山大南路 20 号
邮政编码	250100
发行热线	(0531)88363008
经　　销	新华书店
印　　刷	济南乾丰云印刷科技有限公司
规　　格	720 毫米×1000 毫米　1/16
	11 印张　185 千字
版　　次	2023 年 6 月第 1 版
印　　次	2023 年 6 月第 1 次印刷
定　　价	68.00 元

《见微知著话检验——医学检验常识问答》
编委会

主　编　马万山

副主编　赵　霞　陈翰祥　孙　涛　许　苗

编　委　(按姓名笔画排序)

于建英　山东第一医科大学第一附属医院(山东省千佛山医院)

马万山　山东第一医科大学第一附属医院(山东省千佛山医院)

马建萍　山东第一医科大学第一附属医院(山东省千佛山医院)

王玉娇　山东第一医科大学第一附属医院(山东省千佛山医院)

王玉霞　山东第一医科大学第一附属医院(山东省千佛山医院)

王民玉　山东第一医科大学第一附属医院(山东省千佛山医院)

王丽丽　山东第一医科大学第一附属医院(山东省千佛山医院)

王嘉正　山东第一医科大学第一附属医院(山东省千佛山医院)

王蕴秋　山东第一医科大学第一附属医院(山东省千佛山医院)

石晓红　山东第一医科大学第一附属医院(山东省千佛山医院)

吕士玉　山东第一医科大学第一附属医院(山东省千佛山医院)

刘　阔　山东第一医科大学第一附属医院(山东省千佛山医院)

刘　鹏　山东第一医科大学第一附属医院(山东省千佛山医院)

刘小可　山东第一医科大学第一附属医院(山东省千佛山医院)

刘小信　山东第一医科大学第一附属医院(山东省千佛山医院)

刘君君　山东第一医科大学第一附属医院(山东省千佛山医院)

许　苗　山东第一医科大学第一附属医院(山东省千佛山医院)

孙　涛　山东第一医科大学第一附属医院(山东省千佛山医院)

李　焱　山东第一医科大学第一附属医院(山东省千佛山医院)

李文文　山东第一医科大学第一附属医院(山东省千佛山医院)

李晓菲　山东第一医科大学第一附属医院（山东省千佛山医院）

杨宜娥　山东第一医科大学第一附属医院（山东省千佛山医院）

张　平　山东第一医科大学第一附属医院（山东省千佛山医院）

张　丽　山东第一医科大学第一附属医院（山东省千佛山医院）

张炳杨　山东第一医科大学第一附属医院（山东省千佛山医院）

张晓宁　山东第一医科大学第一附属医院（山东省千佛山医院）

陈　洁　山东第一医科大学第一附属医院（山东省千佛山医院）

陈永新　山东第一医科大学第一附属医院（山东省千佛山医院）

陈倩倩　山东第一医科大学第一附属医院（山东省千佛山医院）

陈翰祥　山东第一医科大学第一附属医院（山东省千佛山医院）

孟会娟　山东第一医科大学第一附属医院（山东省千佛山医院）

赵　霞　山东第一医科大学第一附属医院（山东省千佛山医院）

郝明巨　山东第一医科大学第一附属医院（山东省千佛山医院）

胡海颖　山东第一医科大学第一附属医院（山东省千佛山医院）

战　然　山东第一医科大学第一附属医院（山东省千佛山医院）

徐万菊　山东第一医科大学第一附属医院（山东省千佛山医院）

高　莹　山东第一医科大学第一附属医院（山东省千佛山医院）

郭争艳　山东第一医科大学第一附属医院（山东省千佛山医院）

郭建壮　山东第一医科大学第一附属医院（山东省千佛山医院）

曹文静　山东第一医科大学第一附属医院（山东省千佛山医院）

崔晓凤　山东第一医科大学第一附属医院（山东省千佛山医院）

逯素梅　山东第一医科大学第一附属医院（山东省千佛山医院）

董秀涛　山东第一医科大学第一附属医院（山东省千佛山医院）

程　芳　山东第一医科大学第一附属医院（山东省千佛山医院）

曾　誉　山东第一医科大学第一附属医院（山东省千佛山医院）

路　静　山东第一医科大学第一附属医院（山东省千佛山医院）

插　画　王　爽

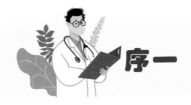

新时代医者的使命担当

——为百姓打造有温度的医学科普

党的二十大报告指出，人民健康是民族昌盛和国家富强的重要标志，要把保障人民健康放在优先发展的战略位置，完善人民健康促进政策。

"科技创新、科学普及是实现创新发展的两翼，要把科学普及放在与科技创新同等重要的位置。"习近平总书记这一重要论述，为新时代医者做好医学知识普及工作指明了前进方向、提供了根本遵循，那就是传播健康理念，力求让主动健康意识深入人心。

"科普，从病人中来，到百姓中去。"山东省研究型医院协会响应国家"全民大健康""科普创新"等一系列战略规划，借助实力雄厚的专家团队，在山东大学出版社的牵头下编纂的"医万个为什么——全民大健康医学科普丛书"问世了。丛书以向人民群众普及医学科学知识，提高全民科学素养和健康水平为根本宗旨，不仅可以在人们心中种下健康素养的种子，还能将健康管理落到实际行动上，让科普成为个人的"定心丸"，成为医生的"长效处方"，进而成为全民大健康的"防护网"。

传递医学科普，是一种社会责任。医道是"至精至微之事"，习医之人必须"博极医源，精勤不倦"，此为专业之"精"；有高尚的品德修养，以"见彼苦恼，若己有之"感同身受的心，策发"大慈恻隐之心"，进而发愿立誓"普救含灵之苦"，这是从医情怀。有情怀，才有品位；有情怀，才有坚持。国际上，很多医学大家也是科普作家。例如哈佛医学院教授、外科医生阿图·葛文德所写的《最好的告别》，传递出姑息治疗的新思路。世界最著名的顶级学术期刊《自然》(Nature)《科学》(Science)创立之初,就秉持科普色彩,直至今日,很多非专业读者仍醉心其趣味性和准确性。在我国,越来越多的医学专家和同仁也开始重视科普宣教,经常撰写科普作品,参加科普访谈,助力科普公益活动,引领大家的健康生活理念,加强疾病预防。

杏林春暖,有百姓健康相托,"医万个为什么——全民大健康医学科普丛书"创作团队带着一份责任和义务,集结 100 多个医学专业委员会,由百余位医学名家牵头把关,近千名医学一线人员编写,秉持公益科普的初心和使命,以心血成此科普丛书。每一本书里看似信手拈来的从容,都是医者从医多年厚积薄发的沉淀。参与创作的医者们带着情怀和担当参与到这项科普工程中,他们躬身实践、博采众长、匠心独运,力求以精要医论增辉杏林。

创作医学科普,是一种专业素养。生命健康,是民生大事。医学科普,推崇通俗,但绝不能低俗。相比于自媒体时代各种信息、谣言漫天飞的现象,这套丛书从一开始的定位就是准确性和科学性,绝不可有似是而非的内容。在内容准确性和科学性的基础上,还力求语言通俗易懂。为此,本系列丛书借鉴"十万个为什么"科普丛书,采取问答形式,就百姓关心的健康问题答惑释疑,指导人们如何科学防治疾病。上到耄耋老者,下至认字孩童,皆能读得懂、听得进,还能用得上,力倡"每个人是自己健康第一责任人"。

推广医学科普,是一种创新传播。科普,不是孤芳自赏,一定要能够打动人心、广泛传播。这就要求有创新、有温度的内容表达方式和新颖的传播形式。内容上,本套丛书从群众普遍关心的问题出发,突出疾病预防,讲述一些常见疾病的致病因素,让读者了解和掌握疾病的预防知识,尽量做到不得病、少得病,防患于未然。一旦得了病,也能做到早发现、早确诊,不贻误病情和错失救治良机。在传播方式上,为了方便读者高效利用碎片化时间,也为了让读者有更多获取健康知识的途径,本套丛书在制作时把每部分内容都录制成音频,扫码即可听书。为保证科普的系统性,丛书以病种划分为册,比如《心血管疾病防治问答》《内分泌与代谢疾病防治问答》《小儿外科疾病防治问答》等,从而能最大限度地方便读者直截了当地获取自己关心的科普内容。最终形成的这套医学科普丛书既方便读者查阅,又有收藏价值,还具有工具书的作用。

　　坚守医学科普，还需要有执着的精神。医学科普的推广、普及并非一日之功，必将是一项长期性、系统性的工程，我们将保持团队的活力和活跃性，顺应时代发展，不断更新知识，更好地护佑百姓健康。

　　这样一群有责任、有情怀、有坚守、有创新的杰出医者为天下苍生之安康所做的这件事，看似平凡，实则伟大。笔者坚信，他们在繁忙的临床、科研、教学工作以外耗费大量心血创作的这套大型医学科普丛书，必将成为医学史上明珠般的存在。不求光耀医史长河，但求为百姓答疑解惑，给每一位读者带来实实在在的健康收益。

中国工程院院士　张运

2023 年 4 月

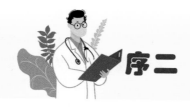

让医学回归大众

欣闻"医万个为什么——全民大健康医学科普丛书",这套由近千名医学领域专家和临床一线中青年医务人员撰写完成的丛书即将付梓,邀我作序,幸何如之。作为丛书总策划、总主编胡三元教授的同窗挚友,能先一睹著作,了解丛书撰述缘由,详读精心编写的医学科普内容,不禁感叹齐鲁医者之"善爱之心"及医学科普见解之独到。

庞大的丛书作者背后是民生温度。从医三十多年,我始终认为大众健康素质和健康意识的提高,是健康中国建设的重要内容。作为医生,应该多写科普类文章,给老百姓普及健康和医学知识,拉近与人民群众的联系,让科普成果切切实实为百姓带去健康福祉。

执好一支笔,写好小科普

医疗是一个专门的领域,由于人体的复杂性,注定了疾病本身往往是非常复杂的。虽然自19世纪以来,医学随着科学技术的现代化而飞速发展,人类攻克了很多疾病,但仍有许多疾病严重威胁着人类健康及生活质量。

医防融合是一个老话题,但不应只定格在诊室,还要延伸到诊室外,让医学科普知识融入百姓的日常生活,成为百姓的家居"口袋书",对防病更能起到重要作用。

普通民众的医学知识毕竟有限,在生活水平日益提高的当下,健康无疑是最热门的话题之一,可很多民众的防病及治病方式存在诸多误区,有些方法甚至还有害无益。

得益于互联网传播和智慧医疗的日益发达,许多执业医师走上了科普道路,为民众普及健康常识,提高全民的健康素养。创作医学科普对大众健康有利,而对医者而言,也能丰富自己的知识,精细化自己的思维,在医学求知路上不断前进。"医万个为什么——全民大健康医学科普"丛书作为科普知识的大集锦,依托山东省研究型医院协会雄厚的专家团队,凝聚起了近千名专家和中青年医学骨干力量,掀起"执好一支笔,写好小科普"热潮,在新世纪的今天,可谓功不可没,意义深远。

编好一套书,护佑数代人

科普不仅能够预防疾病的发生,很多已经发生的疾病也能够通过科普获得更好的愈后。从这个意义上说,医生做科普的意义绝不亚于治病。从落实健康中国战略,到向世界发出大健康领域的"中国之声",在疾病防治上,我国医者贡献了不少中国智慧和中国方案。

"医万个为什么"脱胎于我们小时候耳熟能详的"十万个为什么"科普丛书,初读就觉得接地气、有人气。丛书聚焦的问题,也全部是与百姓息息相关的疾病疑难解答,全面、权威、可信、可靠。

尤让我耳目一新的是这套丛书创新性地采取了漫画插图以及音频植入的方式,相比单纯的文字阅读,用画图和语音的方式向读者介绍,会更直观。很多文字不易表达清楚的地方,看图、听音频会一目了然、一听而知,能切实助推健康科普知识较快为读者所掌握,不断提升大众对健康科普的认同感,相信丛书出版后,也会快速传播,成为百姓口口相传的"健康锦囊"。

凝聚一信念,擘画大健康

一头连着科普,一头连着百姓;一头连着健康,一头连着民生。

毫无疑问,"医万个为什么——全民大健康医学科普丛书"的编者们举山东之力,聚大医之智,以"善爱之心"成此巨著,已经走在了医学科普传播的最前沿,该丛书在当代医学科普领域堪称独树一帜之作。

我也殷切希望,医者同仁能怀赤子之心,笔耕不息,医防融合,不断践行"让医学回归大众"的使命,向广大人民群众普及医学知识。期待本丛书成为护佑百姓健康的"金字招牌",为助力健康中国建设做出应有贡献。

最后,向山东省研究型医院协会及各位同仁取得的成绩表示钦佩,并致以热烈的祝贺。

中国工程院院士 宁光

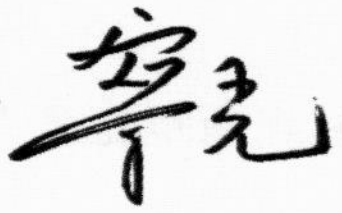

2023 年 5 月

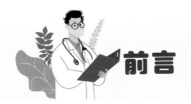

前言

医学检验是一门与百姓生活密切相关的医学学科,它通过对人体生物样本进行血液学、体液学、免疫学、生物化学、微生物学、分子诊断学等方面的检验,从而为预防、诊断、治疗人体疾病和评估人体健康提供信息。《"健康中国 2030"规划纲要》提出,到 2030 年促进全民健康的制度体系更加完善,健康服务质量和健康保障水平不断提高,健康产业繁荣发展,主要健康指标进入高收入国家行列。到 2050 年,建成与社会主义现代化国家相适应的健康国家。作为健康产业的重要一环,医学检验在信息化、智能化时代蓬勃发展,为擘画健康中国建设的宏伟蓝图提供了有力支撑。日新月异的医学检验技术不仅能使医生正确评估人体的健康状况,对患者病情进行早期诊断,指导临床治疗和监测疗效,还能对新发传染病的流行做出应急诊断。

本书内容包括临床血液检验、临床体液检验、骨髓细胞学检验、临床化学检验、临床免疫检验、临床微生物检验、临床分子生物学检验和临床输血检验,不同部分涵盖了各亚专业领域常见检验问题和最新检测技术的应用。本书的编者全部来自三甲医院临床检验工作一线,他们从生活出发,以老百姓体检、常见病检查为切入点,以科普的形式为大家讲解医学检验中的常见问题和注意事项,以及对不同检验结果的解读。该书内容深入浅出,既具专业性又容易理解,同时辅以生动的漫画,侧重于科普性和趣味性,可作为广大读者的居家保健使用手册。

作为"医万个为什么——全民大健康医学科普丛书"之一,本书的出版得到了山东省研究型医院协会的大力支持,在此表示感谢。由于编者水平有限,尽管我们反复校对、再三审核,但书中难免会有疏漏之处,诚挚地希望各位读者不吝赐教,提出宝贵意见和建议,以便日后予以改正。

马万山

2023 年 4 月

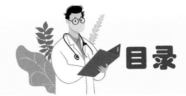

目录

临床体液检验

骨髓细胞学检验

临床化学检验

临床微生物检验

临床分子生物学检验

临床输血检验

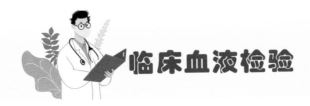

临床血液检验

1.血液是由什么组成的？

血液是人体内的一种结缔组织,由血细胞(红细胞、白细胞、血小板)和血浆组成。血浆是血液中的液体成分,血细胞悬浮于其中。对大多数人来说,血细胞约占血液的 45%,剩余的 55% 是血浆。其中,血细胞以红细胞为主,白细胞约占 1%。

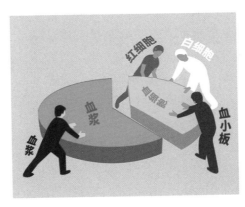

2.血细胞是从哪里来的？

血细胞来源于骨髓的多能造血干细胞,然后分化为多能造血祖细胞,继而分化为髓系祖细胞和淋系祖细胞,经过原始、幼稚等阶段发育、成熟,最后生成红细胞、粒细胞、单核细胞、淋巴细胞及血小板。

3.什么是血容量？

血容量,顾名思义就是人体内血液的总容量。平均而言,男性体内通常有5~6 升的血液,而女性体内只有 4~5 升。如果血液流失超过血容量的 40%,

人就会有生命危险；血液流失超过 10％～20％，人就会出现休克症状。在休克状态下，身体会试图通过增加心率和呼吸来解决问题，此时身体会出汗，皮肤会失去颜色。

人体的血容量在 24 小时内会发生变化。午餐前的血容量最小，因为血液中的水分会被带入体内。此外，血容量还会随饮水量的变化有一定波动，但波动的范围较小。在怀孕期间，孕妇的血容量可以增加 50％，这是为了支持子宫里胎儿发育而发生的改变。

4.采血需要注意什么？

采血前几天，一定注意不要饮酒，饮酒可能会影响肝功能的检验结果。采血前一天不宜吃过于油腻、高糖、高蛋白的食物，否则可能会影响血糖、血脂的检测结果。脂代谢异常者在血液标本离心后，上层血清或血浆为乳白色，这类人群建议素食一周后再进行采血。

采血当天要求空腹 8～12 小时，即前一天晚上 8 点以后尽量不吃东西、少喝水。空腹时间也不宜过长，饥饿时间过长，可使血糖、蛋白质降低，胆红素升高。采血时间应避开服药期间，建议在服药前采血，具体可提前咨询临床医生。

采血前应避免剧烈运动，如果到医院时比较匆忙，建议至少休息 15 分钟后再行采血。建议穿宽松的上衣，避免采血时因衣袖卷不上去或采血后因衣袖过紧而引起的手臂血肿。采血时应放松心情，避免因恐惧造成血管收缩，增加采血难度。

采血后需在针孔及向上 2 厘米进针处的范围局部按压 3～5 分钟，进行止血，按压时不要揉搓，以免造成皮下血肿。若局部出现淤血，48 小时后可以用温热毛巾湿敷，促进淤血吸收。

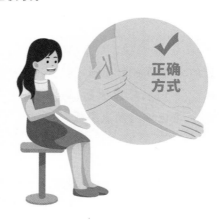

5.采血时为什么普遍采手肘静脉血?

采血一般是从胳膊肘处采集血液,献血也是从该部位进行采血,因为此处的静脉比较粗且浅表,所以穿刺成功率比较高。另外,这里皮肤敏感性相对较低,所以穿刺时疼痛感较低,而且此处位置相对隐蔽,采血后也不容易引起感染。

采集静脉血既可以用来进行血常规检测、血型鉴定等,还可以用于生化、免疫项目的检测,如肝肾功能、肿瘤指标、激素水平等。

6.采集的血液为什么不是鲜红色?

血液分为动脉血和静脉血两种,动脉血为鲜红色,静脉血为暗红色。我们平时看病化验一般采集静脉血。由于静脉血中的含氧量较少,与血红蛋白结合得较少,颜色会发暗。此外,空腹采血的血液中水分含量往往较少,所以静脉血最后呈现出来的颜色是暗红色。

7.血液流出慢是因为太黏稠了吗?

静脉采血受天气、环境、血管粗细、采血管和采血人员技术等情况的影响,血液流出的速度也是不一样的。男士普遍比女士流得快,粗的血管会比细的血管流得快。

血液黏稠是指血液中脂肪含量较高,导致血液黏度增加,血液流速缓慢,严重者会堵塞血管,造成脑血栓、高脂血症等疾病的发生。血液是否黏稠不能通过观察血液流出速度而得出结论,需要通过检测血脂才能判读出血液是否黏稠。

8.什么时候会选择采集末梢血?

从指尖采的末梢血,一般量很小,在 $0.1\sim0.5$ 毫升。这部分血液可以用来进行血常规检测、血型鉴定、快速血糖检测等。

对儿童进行采血时,一般常采集末梢血。由于婴幼儿年龄较小、血管较细,导致静脉采血困难,此时可选择采集末梢血。例如血常规、微量元素、C反应蛋白、降钙素原等检测项目就可用末梢血检测,但是部分用血量相对较多的检测项目仍需进行静脉采血。

因为毛细血管末梢血的采集受温度和血液循环的影响比较大,所以在临床上末梢血采集正逐渐被静脉采血所替代。

9.血常规需要空腹采血吗?

血常规不需要空腹采血。血常规主要是用来检测血细胞的分类和计数,而血细胞受食物的影响很小。

平日进食的食物主要含为机体提供能量的糖类、蛋白质、脂肪和电解质,主要影响血液中的糖、脂、蛋白,以及钠、钾、钙等离子的水平,因此在检测这些指标时需要至少空腹 8 小时。不过,空腹时间也不建议过长。如果超过 16 小时则会引起机体过度消耗,导致体内蛋白质、糖类等营养物质被过度消耗,从而影响测量结果的准确。

10.想采血化验,可以直接去检验科吗?

若想进行化验检测,应先到医院挂号,找到相应专业的医生,由临床医生判断病情并开立医嘱,然后到检验科抽血检测。有的医院检验科开设检验医师门诊,可以直接挂号,由检验医师开立医嘱,然后进行采血化验。

11.婴幼儿如何进行空腹采血?

由于年龄比较小,婴幼儿不能坚持较长时间空腹,但是应保持 4 小时的空腹,小婴儿至少需要空腹 2 小时。因此,家长应在抽血前 2～4 小时尽量将婴幼儿喂饱,以保证婴幼儿可坚持空腹 2～4 小时,从而尽量保证检验结果的准确。

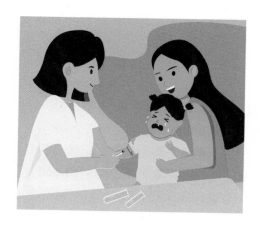

12.发热时为什么要采血?

发热可以见于多种疾病,临床上把可以引起发热的疾病分为感染性和非感染性两大类,以感染性最为多见,占 50%～60%,主要见于病毒、细菌、支原体、衣原体、立克次氏体、螺旋体等引起的感染;非感染性发热常见于肿瘤、结缔组织病及自主神经功能紊乱等。

发热采血可以检测的项目有血常规、C 反应蛋白、降钙素原、血培养、肝肾功能、血沉等,这些都属于感染指标的检测。另外还要根据病史、查体及其他辅助检查,有针对性地检测特定指标,如风湿免疫指标、肿瘤标记物、胆红素、淀粉酶、心肌标记物和甲状腺功能等。如果反复、持续高热,还要进一步进行综合检查。

13.化验抽了很多血,需要补充营养吗?

临床上患者常需要检测的项目有血常规、肝肾功能、血脂、葡萄糖和感染指标等,大约需要 5 支采血管,通常一支采血管需要采集 3～5 毫升血液,所以一次性抽血只有 20 毫升左右,是献血最低标准(200 毫升)的十分之一。

一位体重 50 千克左右的成年人体内有 3500～4000 毫升血液,20 毫升血液对于身体内的血量来说实属九牛一毛。患者抽完血后,好好休息、保证充足睡眠是恢复最快的方法。适当的采血还能够刺激自身细胞再生新鲜血液,促进血液循环。所以患者只要保护好采血部位不受感染,适当补充营养即可,不必过分大补。

14.为什么静脉采血后会有淤青,该怎么处理?

很多患者采血后会出现采血部位淤青的现象,主要是由以下两个原因引起的:一是采血之后局部按压不当,导致血液渗出而引起局部淤青;二是采血不顺利,当针头从患者血管中拔出之后,血管上会留下较大的针眼。如果患者按压时间不足,血液就会顺着针眼渗到皮下,变成青紫色。

若采血之后针眼周围出现淤青,可立即使用冰袋进行局部冰敷,使血管收缩,减少渗血,48 小时以后可以进行热敷,以促进淤血消散。如果局部淤青范围不断增大,建议及时到医院进行治疗。

15.什么是血象?

这是一个习惯性的称呼,某些临床医生和患者习惯将血常规称为"血象",在某些专业书中也有类似的写法。如医生说:"先去查个血象。"实际上这时候是要患者进行血常规检测,是临床检验中最常见的项目。

16.血常规包括哪些项目?

血常规是医院最常进行的检验项目,用于对患者身体状况的了解、疾病的初步判断和疗效的观察。

血常规一般包括白细胞计数(WBC)、红细胞计数(RBC)、血红蛋白(HGB)、血细胞比容(HCT)、红细胞平均体积(MCV)、红细胞平均血红蛋白浓度(MCHC)、红细胞平均血红蛋白量(MCH)、血小板计数(PLT)、中性粒细胞百分率(NEUT%)、中性粒细胞计数(NEUT♯)、淋巴细胞百分率(LYMPH%)、淋巴细胞计数(LYMPH♯)、单核细胞百分率(MONO%)、单核细胞计数(MONO♯)、嗜酸性粒细胞百分率(EO%)、嗜酸性粒细胞计数(EO♯)、嗜碱性粒细胞百分率(BASO%)、嗜碱性粒细胞计数(BASO♯)等项目。

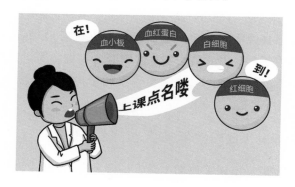

17.为什么要做血常规?

在医院看病时,医生往往要求患者先做个血常规。该检测虽然简单,但具有重要意义。人体的血液是不断循环流动的,流经身体各个重要器官,渗透到组织中,参与人体的新陈代谢,调节和维护人体各处机能和内外环境的平衡。人体各部位稍有异常改变,都会由血液携带的各种信息传达出来,故检测血液中各种细胞成分量和质的变化可协助判断机体各种组织器官的病变情况。

血常规的许多指标都对机体内病理改变有着敏感反映,其中白细胞、红细胞、血红蛋白和血小板最具有诊断参考价值。所以，许多患者在病因不明时都要进行血常规检测。另外，一些已经明确诊断或正在治疗中的患者也需要定期检测血常规，这是临床观察治疗效果，以判断用药或停药、继续治疗或停止治疗、疾病复发或痊愈的依据。

18.血常规报告单上有很多箭头怎么办？

一张血常规的报告单上往往有 20 余项内容，当有指标出现异常时，会有上升或下降的小箭头加以提示。许多患者一看到箭头就坐立不安，唯恐自己的身体出现了大毛病，其实大可不必过度担忧。

血常规里的项目是有主次之分的，医生在解读的时候，也并非面面俱到，主要关注的是白细胞计数及分类、红细胞、血红蛋白、血小板这些指标。超过或者低于参考值 10% 的结果，在临床上称之为"临界值"。血常规出现临界值的情况其实是很常见的，因为影响血液检测结果的因素有很多，如压脉带捆绑时间、采集的部位、保存方式，以及时间、种族、居住地的海拔高度、雾霾污染程度，甚至季节的变化等都能对检测指标产生干扰。但是，这并不代表大家可以完全无视报告上的箭头，如果确有一些不舒服的症状，就可能是疾病的早期提示了。

19.什么是白细胞？它主要有哪些功能？

白细胞（WBC）其实是五种细胞的总称，包括中性粒细胞（NEUT）、淋巴细胞（LYMPH）、单核细胞（MONO）、嗜酸性粒细胞（EOS）和嗜碱性粒细胞（BASO）。

白细胞是身体的卫士，当细菌或病毒袭击人体时，白细胞就会奋不顾身地与病原体搏斗，保卫身体不受感染。相应的，在血常规中就表现为数值升高。白细胞数目小幅度升高可能是细菌感染，白细胞数目大幅升高需要考虑血液病发生的可能。

除了上述病理性因素外，饱食、疼痛、情绪激动、剧烈运动、女性妊娠分娩期等都可能使白细胞一过性增高。此外，白细胞数亦有昼夜波动，下午一般会稍高于早晨。

白细胞总数下降意味着身体抵抗力变差，常见原因有病毒、寄生虫感染，过敏、中毒，服用了影响白细胞的药物（如治疗甲亢的药物、抗精神病药物和抗肿瘤药物），还有可能是低增生性血液病（如再生障碍性贫血、骨髓增生异常综合征和低增生白血病等）。

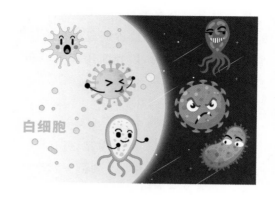

20.血液为什么是红色的?

红细胞是血液中数量最多的细胞,它的颜色是如此出众,以至于占据了血液颜色的主导地位。血液之所以发红,是因为红细胞中含有大量的血红蛋白,它们能在肺部与氧气结合,随后把氧气运输到身体各处。动脉血中含有较多的氧气,氧气与血红蛋白相结合使其表现为鲜红色。静脉血中营养物质、氧气含量下降,含有的二氧化碳及身体代谢的其他废物增多,使其呈现暗红色。

21.红细胞有什么作用?

红细胞的主要生理功能是通过细胞内所含有的血红蛋白帮助机体进行氧气与二氧化碳的交换。红细胞的寿命约为 120 天,每天有许多红细胞因衰老而死亡,另有许多新生的红细胞取代衰老的红细胞,使红细胞总数保持着动态平衡,以满足身体新陈代谢的需要。当遇到机体出血、血液生成障碍、红细胞破坏严重或红细胞异常增生等问题时,红细胞数量都会发生变化。

22.红细胞测定结果分别有哪些临床意义?

红细胞测定结果增多或者减少,常见于以下五种情况,分别具有不同的临床意义。

(1)红细胞相对增多。血液中血浆容量减少而使红细胞数量相对增多,超过参考值上限,使红细胞与血红蛋白比例失常。其中,严重呕吐和腹泻、大量出汗、大面积烧伤所致的脱水、尿崩症、晚期消化道肿瘤、糖尿病酮症酸中毒等,均会因血浆中水分丢失过多而使红细胞呈现相对增加。

(2)红细胞绝对增多。此为多种因素引起的红细胞数量增加,如居住在高原地区、严重的慢性心肺疾病(阻塞性肺气肿、肺源性心脏病、先天性心脏病等)、新生儿生理性红细胞数量相对增加。血液系统疾病之一的真性红细胞增多症也属于红细胞数量病理性绝对增多。

(3)红细胞生成减少。如再生障碍性贫血、白血病、骨髓瘤、骨髓纤维化等,各种慢性疾病导致机体长期消耗(如恶性肿瘤、尿毒症、肝病、风湿病和内分泌疾病等),造血物质缺乏或利用障碍引起的疾病(如缺铁性贫血、铁粒幼细胞性贫血、叶酸或维生素 B_{12} 缺乏导致的巨幼细胞贫血)。

(4)红细胞丢失过多导致红细胞数量减少。各种急性、慢性失血,如外伤大出血、手术大出血、产后大出血、急性消化道出血、溃疡所致的慢性失血和其他慢性失血等。

(5)红细胞破坏过多导致红细胞数量减少。多见于溶血性贫血、地中海性贫血、异常血红蛋白病、阵发性睡眠性血红蛋白尿症、免疫性溶血性贫血和机械性溶血性贫血等。

23.什么是血红蛋白?

血红蛋白(Hb)是人体血液中红细胞的主要成分,其主要的生理功能是作为呼吸系统的载体。血红蛋白具有易与氧和二氧化碳结合的特性,可将人体吸入的氧气从肺部输送到全身各组织,再将组织中的二氧化碳运送到肺部呼出体外。另外,血液的颜色也与血红蛋白有关。

24.正常"血色素"应该为多少克?

临床工作中经常听到有患者问:"医生,我的血色素有几克?""我有几克血?"这样的问题。其实,所谓的"血色素"即为血红蛋白的俗称,是反映患者身体状况的一个重要指标。

血红蛋白可以用"克"这一单位来计量,是表示单位体积血液中携带的血红蛋白量。惯用测量单位是每百毫升(分升)血液中含有多少克血红蛋白,而现在统一采用国际单位制,以每升(1000 毫升)血液中有血红蛋白多少克为准。例如,以前人们说"我的血色素是 15 克(15 g/dL)",而现在应该说"我的血红蛋白是 150 克(150 g/L)"。正常血红蛋白参考值:男性为 130～175 g/L,女性为 115～150 g/L,新生儿为 97～183 g/L。

25.一眼能看出一个人是否贫血吗?

贫血是指人体外周血红细胞容量减少,低于正常范围下限的一种常见的临床症状。由于红细胞容量测定较复杂,临床上常以血红蛋白浓度来代替。长期贫血的患者除了有具体的临床症状外,还可能在外表上有不同的表现。例如,皮肤和巩膜(俗称"白眼球")的颜色与血红蛋白浓度高低有一定关系,一些有经验的人士可以通过仔细观察人的巩膜、眼皮、面颊、指端、嘴唇等部位,初步判断对方是否贫血及贫血的程度。如果发现上述部位呈现苍白色、没有健康的血色或粉红色,即怀疑可能存在贫血。不过,最终判断还要以对血红蛋白浓度的实验室测定为准。

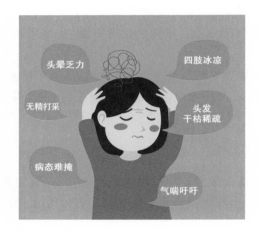

26.什么是红细胞比容?

红细胞占全血的百分比就是红细胞比容(HCT)。红细胞比容测定有助于了解红细胞的增多与减少,临床上常用于了解脱水患者的血液浓缩程度,作为计算补液量的参考。

红细胞比容降低与各种贫血有关。因为红细胞体积大小不同,所以红细胞比容的改变并不与红细胞数量完全平行,通过测定红细胞数量和血红蛋白浓度,并用于红细胞各项平均值的计算,红细胞比容才能更好地体现出其临床参考价值。

27.哪些指标可以判断贫血类型?

医生用于判断贫血的主要指标是血红蛋白浓度。除了血红蛋白外,还可以参考红细胞计数,如二者比例失调,还应进一步参考平均红细胞体积(MCV)、平均红细胞血红蛋白量(MCH)、平均红细胞血红蛋白浓度(MCHC)和红细胞体积分布宽度(RDW)。

传统上贫血可分为大细胞性贫血、正细胞性贫血、单纯细胞性贫血和小细胞低色素性贫血。它们的分类方法是按照平均红细胞体积、平均红细胞血红蛋白量、平均红细胞血红蛋白浓度的不同而设定的。

（1）大细胞性贫血，常见于因叶酸及维生素 B_{12} 缺乏导致的巨幼细胞贫血、妊娠期或婴儿期巨幼细胞贫血、骨髓增生异常综合征等。

（2）正常细胞性贫血，常见于慢性再生障碍性贫血、急性失血性贫血、溶血性贫血等。

（3）小细胞低色素性贫血，常见于缺铁性贫血和地中海性贫血。

（4）单纯细胞性贫血，常见于慢性感染、炎症、肝病、尿毒症、恶性肿瘤、风湿性疾病、其他慢性消耗性疾病引起的贫血。

28.什么人容易得缺铁性贫血？

缺铁性贫血多见于婴幼儿、青少年、妊娠期和哺乳期女性。婴幼儿需铁量较大，若不足量补充蛋类、肉类等含铁量较高的辅食，易造成缺铁。青少年偏食易导致缺铁性贫血。女性月经增多、妊娠或哺乳，需铁量增加，若不补充高铁食物，易造成缺铁性贫血。还有一些使用节食方法减肥的人群，也会因摄入肉、奶、蛋类等含铁量高的食物不足而导致缺铁性贫血。

29.为什么有些孕妇会脸色发黄？

孕妇脸色发黄，一般考虑是由贫血引起的，最好去医院进行相关检查以明确诊断。孕期常见的贫血为营养性贫血，其中约 50% 为缺铁性贫血。孕期循环血量增加，铁需求量增加，一旦铁储备缺乏或摄入铁不充足，容易在孕早期出现贫血。此外，孕期合并内外科疾病，如钩虫病、血吸虫病导致的慢性出血，肠内铁吸收障碍以及各种感染也会引起体内铁含量下降，导致缺铁性贫血。其他常见的贫血类型如叶酸、维生素 B_{12} 缺乏导致的巨幼细胞贫血，以及地中海性贫血、溶血性贫血、再生障碍性贫血等也会导致脸色发黄。

30.吃大枣能补血吗？

大枣中含有一定量的铁元素，有一定的补血作用，但是这些是非血红素铁，为植物性铁，其吸收利用率低。而且，食物中的草酸、膳食纤维等还会妨碍铁的吸收。因此，只是通过吃大枣来达到补血的目的，效果微乎其微。有贫血症状的人群应到医院明确贫血类型，遵照医嘱，进行相应的贫血治疗。

31.贫血患者为什么不能喝浓茶?

茶叶中含有大量鞣酸,鞣酸与铁结合,形成的不溶性物质会大大阻碍人体对铁的吸收,长此以往会引起缺铁性贫血。很多人习惯饭后喝浓茶,其实饭后喝浓茶的危害更大。人体所必需的铁、维生素等物质通常是在日常饮食中摄取,餐后食物尚在胃中,此时喝浓茶,鞣酸会更容易与铁结合,大大阻碍铁的吸收。因此,已经患有缺铁性贫血的人群,切记少喝浓茶。

32.为什么高原地区的人面部会出现"高原红"?

面部出现高原红主要是由于地域环境因素导致的。高原地区海拔高、空气稀薄、气压低,人会长期处于一种缺氧状态,那么血液中的血红蛋白就会代偿性增多,以便在更低的氧分压下携带更多的氧气,以供身体需要。氧合血红蛋白的颜色是红色,未氧合的血红蛋白是紫色。高原环境下未氧合的血红蛋白增加,在表皮毛细血管中的血液颜色要比平原地区的深,呈紫红色。所以,高原地区人的面部会出现"高原红"。

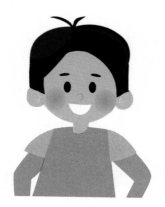

33.什么是假性血小板减少?

顾名思义,假性血小板减少(PTCP)就是血小板并非真的减少,而是检测值减低。这是临床检验中比较常见的一种现象,其原因包括抗凝剂相关血小板聚集、血小板卫星现象、冷凝集、大血小板、微小凝块、采血技术问题等。在这些因素中,乙二胺四乙酸依赖 PTCP(EDTA-PTCP)是最常见的非技术性原因。

EDTA 是乙二胺四乙酸的简称,它是一种有机化合物,在临床上常用来对血液标本进行抗凝处理。EDTA-PTCP 主要通过产生针对血小板糖蛋白Ⅱb/Ⅲa

的冷抗体,刺激血小板活化抗原的表达,触发酪氨酸激酶活化,导致血小板体外聚集,最终使自动血液分析仪血小板计数假性减少。当出现 EDTA-PTCP 时,需要采用枸橼酸钠抗凝剂替换 EDTA 抗凝剂,重新采血检测。

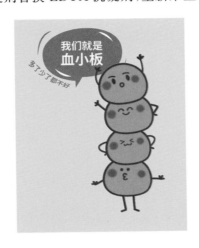

34.为什么有时候血常规需要重新抽血复查?

一种情况是由于采血不顺利导致样本凝集,此时会影响结果的准确性,尤其是血小板数量会显著减低,因此需要重新抽血复查;第二种情况是由于末梢血采血量较少,影响末梢血检测的因素较多,当检测结果异常需要复检而样本量不足时,需要重新抽血复查;第三种情况是当报告审核时发现异常或相互矛盾的结果,需要排除是否为干扰因素造成的,也需要重新抽血复查。

35.血常规一般多长时间出结果?

血常规发报告的时间一般是根据各实验室的样本周转时间(TAT)要求及实际工作情况来制定的,通常是半小时至两个小时不等。当需要核查样本状态、计数或者复检时,发报告的时间就有可能超过预先告知的时间。如果等待时间过长,患者可以主动咨询原因。

36.为什么不同医院血常规报告单上的检测项目不完全一样?

由于每家医院进行血常规检测的仪器并不完全相同,不同仪器所能提供和报告的参数也不完全一致,因此会出现不同医院报告单项目数量不一致的情况。但是,白细胞计数(WBC)、红细胞计数(RBC)、血红蛋白(HGB)、血细胞比容(HCT)、红细胞平均体积(MCV)、红细胞平均血红蛋白浓度(MCHC)、红细胞平均血红蛋白量(MCH)、血小板计数(PLT)、中性粒细胞百分率(NEUT％)、中性粒细胞计数(NEUT♯)、淋巴细胞百分率(LYMPH％)、淋巴细胞计数(LYMPH♯)、单核细胞百分率(MONO％)、单核细胞计数(MONO♯)、嗜酸性粒细胞百分率(EO％)、嗜酸性粒细胞计数(EO♯)、嗜碱性粒细胞百分率(BASO％)和嗜碱性粒细胞计数(BASO♯)这些主要项目,每家医院的血常规报告单都会涵盖在内的。

37.可以用大人的就诊卡给孩子做检查吗?

首先,就诊卡实行实名制,只限本人就医时使用,不能转借他人。其次,很多项目成人和儿童的参考范围是不一致的。如果采集的是孩子的标本,而使用家长的就诊卡和信息(性别、年龄等),检验报告就会对应成人的参考范围,如此会导致结果误判。以血常规为例,《中华人民共和国卫生行业标准》(WS/T 405—2012)中规定了成年人的参考范围,其中一些指标男性和女性的参考范围也是不同的。在 2021 年新发布的《中华人民共和国卫生行业标准》(WS/T 779—2021)中,规定了不同年龄段儿童血常规各项目的参考区间。因此,大人的就诊卡不可以给孩子使用,应该给孩子办理一张属于自己的就诊卡。

38.可以拿 A 医院的报告单去 B 医院看病吗?

目前很多家医院已开展检验项目的互认工作,如果在报告单上有结果互认标记,那么可以拿该项目的报告单到参加该项目结果互认的医院去看病,避免短期内进行重复检测。建议患者检验与就诊的时间不要间隔过长,由于病情变化或用药影响,患者的某些指标会在一定时间内发生变化,之前的检测结果就不能反映此时的身体状态了。

39.平时需要天天服药的患者,采血前是否需要停药?

一般而言,健康查体前不需要停用平时常规服用的药物,尤其慢性病患者不可擅自停药,以免发生意外。例如,糖尿病患者在采血前一天晚上的降糖药可以正常服用,采血当天可在采血后、用餐前服用或使用空腹降糖药或速效胰岛素。高血压患者在体检前应正常服用降压药。高血脂患者在体检前可正常服用调脂药。心血管患者如果服用的药物是长效制剂,可暂停服用一次;如果是短效制剂,漏服一次影响较大,则不要停药。

如果空腹采血的检验目的是验证或排除某种疾病,而正在服用的某些药物可引起机体生理、生化和病理变化,从而造成假阳性或假阴性结果,不仅影响检验结果的准确性、可靠性,也会影响医生对患者病情的判断。这种情况下,则需要停药后空腹采血。

在采血化验前应及时告知医生自己正在服用的药物,由医生判断是否可适当停药或将用药时间与采血时间合理间隔。

40.破皮出血为什么能自行止住?

破皮出血是由于血管内皮受损,血管中的血液流出,同时胶原暴露,激活血小板发挥黏附、释放、聚集功能,形成血小板栓子堵住伤口。同时,机体的凝血功能被激活,通过凝血因子的参与,形成纤维蛋白加固血小板栓子,最终达到止血的效果。

41.什么叫作"血管堵塞"?

"血管堵塞"是指血管在病理条件下内膜不再光滑,血液不能正常流动,主要表现为以下两方面:

(1)发生临床动脉粥样硬化,即脂质沉积在血管内膜下,并且不断沉积,使得血管间隙狭窄,导致血管堵塞,最终引起栓塞。

(2)某些病理原因,如血管内皮受损,血液黏稠度增加、血液流动速度减缓等,引起血液凝固,形成血栓,堵住血管。

因此,"血管堵塞"主要由血管和血栓两方面引起。

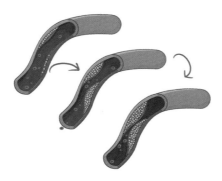

42.什么时候需要做凝血检测?

(1)所有需要做手术的患者都要检测凝血项目,因为医生需要了解患者凝血系统的功能状况。无论是外科、妇科、耳鼻喉科还是眼科的手术,术前都会常规进行此项检测。

（2）患者已经有出血表现（比如不明原因的皮肤瘀斑）,也应检测凝血功能。

（3）某些药物在使用过程中要监测凝血情况,如抗凝药（华法林等）对凝血系统的影响,用药过程中要定期监测。

（4）医生也会根据患者的个体化病情开具凝血功能的检测。

43.为什么身体会出现淤青?

淤青是人体毛细血管破裂导致皮下出血的现象。正常情况下,皮肤受到撞击会形成淤青。但如果身体出现大片淤青,或者多个部位反复出现淤青,很可能预示着凝血功能出现了问题。一旦凝血功能出现问题,则很有可能发展为血液病,如贫血、白血病等。

淤青的出现并不都是凝血功能障碍造成的,部分人群是由于生理原因出现的淤青。最常见的原因是由于自身血管脆性较大,造成身上无缘无故出现淤青。再者,女生处于月经期时,激素水平上升,也会导致毛细血管脆性增加。针对以上问题,如果凝血检测结果正常,则无需进行处理;如果检测结果异常,需查明原因,及时治疗。

44.常用的凝血项目有哪些?

临床上常用的凝血项目主要包括凝血酶原时间（PT）、活化部分凝血活酶时间（APTT）、纤维蛋白原（FIB）、凝血酶时间（TT）、D-二聚体（D-D）、纤维蛋白（原）降解产物（FDP）、抗凝血酶（AT-Ⅲ）、抗凝蛋白C（PC）、抗凝蛋白S（PS）和狼疮抗凝物（LA）等。

45.D-二聚体是怎样产生的?

生理状态下,我们的身体中有着相互拮抗的凝血系统和抗凝系统,两者处于一种动态的平衡状态。

一旦身上有伤口,首先会激活凝血系统,这时血小板发生聚集,形成初级血栓,随后纤维蛋白原被激活生成纤维蛋白,参与形成更加结实的血栓,也就是我们平常见到的"结痂"。

一旦形成血栓,纤溶系统就会被激活,纤溶酶就会将纤维蛋白降解成各种纤维蛋白降解产物（FDP）,其中最小的片段为D-二聚体（D-D）。D-二聚体可体现纤维蛋白的溶解功能。

46.D-二聚体升高就一定有血栓吗?

D-二聚体升高主要见于三种情况:①生理性升高,如妊娠期、老年人、新生儿、手术后以及长途旅行或久坐等;②血栓性疾病,如深静脉血栓、肺栓塞、急性心肌梗死、脑卒中、心腔内血栓、弥散性血管内凝血(DIC)及溶栓治疗后等;③非血栓性疾病,如动脉夹层、严重感染、恶性肿瘤、心衰、房颤、先兆子痫、严重肝病及肾功能不全等。

可见,D-二聚体升高不一定有血栓,它反映的是体内高凝状态、继发性纤溶亢进以及炎性状态。

47.服用华法林为什么要监测国际标准化比值?

华法林是一种抗凝剂,而国际标准化比值(INR)是评价华法林抗凝疗效的重要指标。研究表明,服用华法林期间将 INR 控制在 2.0～3.0 时,大出血和症状性血栓栓塞复合结局的发生率最低,这一目标适用于大多数适应证,包括卒中和静脉血栓栓塞的预防。

初始服用华法林的患者,应服用 3 天后每日或隔日监测 INR,直到 INR 维持在 2.0～3.0;平稳后建议每周复查 1 次,连续 2～3 次达标,可改为两周复查 1 次;若 INR 长期稳定,可逐渐延长监测 INR 的时间,但不建议间隔超过 3 个月,每月 1 次为最佳监测间隔。

48.您了解血友病吗?

血友病是一组遗传性凝血功能障碍的出血性疾病,因其为伴 X 隐性遗传,所以男性患者多。血友病包括血友病甲(即因子Ⅷ缺乏症)、血友病乙(即因子Ⅸ缺乏症)和血友病丙(即因子Ⅺ缺乏症)。血友病属于罕见病,其发病率为(5～10)/10 万,以血友病甲最为常见。其共同的特征是活化凝血活酶生成障碍,凝血时间延长,终身具有轻微创伤后出血倾向,重症患者没

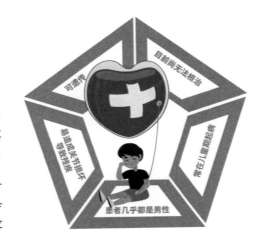

有明显外伤也可发生"自发性"出血。通常血友病患者表现为贫血、血小板减少,其活化部分凝血活酶时间(APTT)延长。但 APTT 延长不一定就是血友病,一般检查表示凝血因子低(凝血因子Ⅷ、Ⅸ)即可确诊。

49.来月经有血块正常吗?

月经有血块提示月经量多。正常情况下月经是暗红色的,除了血液以外,还有子宫内膜的脱落碎片、腺体、宫颈管和阴道上皮的脱落细胞,同时还含有大量的纤维溶解酶,所以月经血常常是不凝的。每次月经量在 20～60 毫升,因为在生殖道内存留的时间相对比较长,以致被氧化而呈暗红色。

如果月经量大,在生殖道内氧化的时间比较短,会出现大量鲜红色的血块。出现血块的主要原因是内分泌紊乱,特别是青春期和围绝经期的功能性紊乱,导致经期延长、经血增多,出现血块。还有可能是生殖道肿瘤,包括子宫肌瘤、子宫腺肌病、子宫内膜息肉、宫颈癌、子宫内膜癌等。如果月经量过大,血块增多,应及时就诊,以免影响健康。

50.妊娠会导致凝血项目结果异常吗?

妊娠是女性特殊的生理过程,为满足妊娠和分娩的需要,在此过程中机体凝血和纤溶系统可产生一系列应答反应。随着妊娠周期增加,血液中凝血酶、凝血因子和纤维蛋白原含量增加,抗凝及纤溶功能减弱,血液呈现高凝状态。这一生理变化为产后快速有效止血提供了物质基础,但也增加了发生血栓栓塞的风险。有研究发现,孕妇的不良妊娠结局(妊娠高血压、胎盘早剥、妊娠期肝内胆汁淤积症、胎儿生长受限、反复流产)可能与凝血功能改变有关。

因此,妊娠期女性需要关注的凝血指标包括凝血酶原时间(PT)、活化部分凝血活酶时间(APTT)、纤维蛋白原(FIB)、凝血酶时间(TT)及 D-二聚体(D-D)、纤维蛋白(原)降解产物(FDP)等,一旦出现异常结果,应及时就诊。

51.新生儿的凝血功能和成年人相比有何不同?

新生儿的凝血功能和成年人相比有很大不同,新生儿的凝血因子水平明显低于成人,其凝血功能仅为健康成人的 30%～60%。新生儿期的凝血系统处于不断完善、不断成熟的阶段,整个新生儿期的凝血系统呈低活性的状态。凝血项目检测可表现为 APTT 延长,这主要是由于新生儿肝功能发育尚不完善,导致凝血因子合成不足所致。但这种状态在临床上不引起自发性出血,这是一种生理现象,跟新生儿时期出/凝血系统相互协调作用相关。

新生儿凝血指标中凝血酶原时间(PT)、活化部分凝血活酶时间(APTT)较成人水平显著延长,纤维蛋白原(FIB)、抗凝血酶(AT-Ⅲ)、蛋白C(PC)、蛋白S(PS)结果偏低,通常半岁后,随着肝脏功能的完善就会恢复正常。另外,新生儿黄疸时D-二聚体会升高。

52.老年人的凝血结果与年轻人相比有何不同?

老年人的凝血过程与年轻人相比存在明显差异。随着年龄的增长以及活动量下降,血浆中纤维蛋白原及凝血因子Ⅴ、Ⅶ、Ⅷ、Ⅸ、Ⅺ、Ⅻ等多种凝血蛋白水平升高,机体处于高凝状态,促进血栓事件的发生。另外,随着年龄的增加,D-二聚体也会呈线性增高。有文献报道,老年人D-二聚体应该建立新的参考区间,报告单上的参考区间仅限参考。

53.肿瘤患者的凝血结果会有哪些异常?

D-二聚体不明原因的持续升高应警惕恶性肿瘤。相关文献研究表明,早期恶性肿瘤患者凝血酶时间(TT)和纤维蛋白原(FIB)水平均显著高于非肿瘤患者,且晚期恶性肿瘤患者凝血酶原时间(PT)、活化部分凝血活酶时间(APTT)、TT、FIB水平也均显著高于早期恶性肿瘤患者。

54.长期服用阿司匹林为什么要定期监测血小板聚集功能?

阿司匹林的主要作用是抑制血小板黏附聚集,从而达到抗凝的效果。定期检测血小板的聚集功能可以评估药物治疗效果,从而调整剂量。若剂量过小,则治疗效果不理想;若剂量过大,则容易导致血小板功能的过分抑制,形成自发性出血。因此,长期服用阿司匹林的患者定期监测血小板聚集功能是十分必要的。

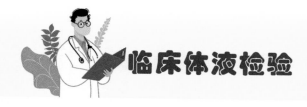

临床体液检验

1.尿液颜色异常预示着哪些疾病?

尿液是人体每天产生并排出的"液体垃圾",它也是人体健康的"晴雨表"。尿液的颜色能反映出身体的健康信息,其中大有学问。

正常人的尿液颜色呈淡黄色,主要是由尿黄素及少量的尿胆素和尿红质呈现出来的,这些物质都是机体新陈代谢的产物。尿液的颜色随饮水量、饮食或者疾病发生的不同而有所改变,并呈现出多样性。如果短时间内喝水较多,则尿液颜色变浅甚至无色;如果喝水较少,尿液在膀胱内浓缩,颜色会加深。那么,不同颜色的尿液对我们的身体会有哪些提示呢?

(1)透亮浅粉红色的尿液:多是饮食或服药因素导致,比如食用红心火龙果、甜菜、蓝莓等含有色素的蔬菜水果,或者服用某些特殊的药物(比如利福平)。

(2)鲜红或深红色的尿液:此为血尿,常见于泌尿系统疾病如尿道炎、泌尿系统结石等。一般在血尿的同时还伴有尿道刺激症状,如尿频、尿急、尿痛等问题,建议尽早就医。如果是无痛性血尿,更应当引起重视,其可能与泌尿系统肿瘤有一定的相关性。

(3)茶褐色或棕褐色的尿液:常提示肝脏代谢出了问题。如果尿液长期呈现黄褐色,则要注意身体的其他症状,如黄疸、疲倦、上腹部不适和疼痛,可能是肝脏疾病导致尿液中的尿胆红素或者尿胆原含量的改变。

(4)酱油色的尿液:最常见于阵发性睡眠性血红蛋白尿、蚕豆病、血型不合的输血反应以及运动过量导致的横纹肌溶解症。出现酱油色尿说明可能有严重的血管内溶血或者肌肉损伤等急症,需要立即救治,以免引起多器官衰竭,危及生命。

(5)黑色的尿液:往往提示机体可能有酚中毒、恶性疟疾感染或者黑色素肿瘤等疾病的发生。

（6）乳白色的尿液：可能是饮食异常导致的，如高蛋白、高脂肪的摄入。如果此时又伴有排尿异常、发热、腰痛，则提示出现了严重的泌尿道感染，如肾盂肾炎、膀胱炎、尿道炎或肾结核。男性如果经常排出白色黏液状尿液，则应警惕前列腺炎、非淋菌性尿道炎或淋病等疾病，应及时就医，明确诊断。

（7）绿色的尿液：可能为特殊细菌感染，如铜绿假单胞菌，或是服用过某些特定的抗生素或者化疗药。

（8）蓝色的尿液：可能是色氨酸在肠道内吸收不良导致，其在细菌的作用下转化为吲哚，也可能是由尿蓝母、靛青生成过多的一些胃肠道疾病或是服用特殊药物导致。

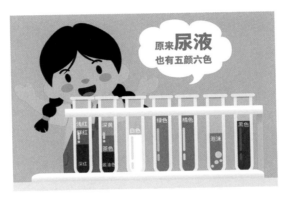

2.尿液为什么有味道？

新鲜的尿液有特殊的微弱气味，这是由于尿中存在酯类和挥发性芳香族酸。正常人的尿液在室温放置后，由于尿液中混入的细菌分解尿素，会散发出一股并不太浓的氨臭气味。但是当尿液出现异味时，往往是在给我们敲警钟，提示机体可能出现了健康问题。

（1）尿液中异味的正常波动。当进食大蒜、葱、韭菜或带特殊气味的药物，如治疗糖尿病、类风湿性关节炎等疾病的磺胺类药物，以及 B 族维生素等补充剂时，尿液中可带有这些物质及代谢产物的特殊气味。例如，当我们喝咖啡后尿液会有些咖啡的味道，吃羊肉后尿液会有羊膻味，这都属于正常波动的范围。

（2）尿黄有异味，可能是因为饮水过少造成尿液在膀胱内过度浓缩，产生比较刺鼻的味道。这时候通过补水就能够有效地稀释尿液，让其味道变淡。如果尿黄异味严重,则提示泌尿系统炎症,需要及时就医。

（3）尿液在排出后即有明显的氨味,这说明尿液中的成分在体内已被分解,可能与泌尿系感染、慢性膀胱炎等疾病相关,需进一步检查确认。

（4）尿液有腐败腥臭味,常见于泌尿系感染。膀胱炎及化脓性肾盂肾炎可能会产生脓液,甚至尿液中的血液积聚在尿道,导致尿液的外观以及气味都发生变化,且臭味会随着炎症的加重而加重。

（5）尿液有粪臭味,可能患有直肠瘘、尿道瘘,甚至阴道瘘。肠道里的粪便可通过瘘管进入尿液中,使尿液闻起来有粪臭味,也可能是胃肠道疾病所导致的,如慢性萎缩性胃炎、幽门梗阻等消化系统疾病都会导致尿液有粪臭味。

（6）尿液有烂苹果味,是由于糖尿病患者血糖过高,血液中的脂肪代谢活跃导致,多见于糖尿病酮症酸中毒的患者。一旦发现自己的尿液出现此气味,要尽快去医院检测血糖及酮体,警惕酮症酸中毒的发生。

（7）尿液有蒜臭味,可能是进食大蒜造成的,也可能是因为有机磷中毒。有机磷中毒通常有农药的直接接触史,并伴有瞳孔缩小、呼吸困难、发绀、神情恍惚等体征。

（8）儿童尿液出现鼠尿味,出现这种情况应立即就医,大多数是因为苯丙酮尿症,该疾病会导致儿童智力低下、发育迟缓等,应及时就医并进行治疗。

3.尿液里有泡沫是怎么回事?

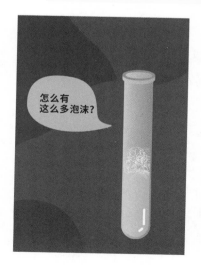

尿液中起泡可能是出现了蛋白质,但泡沫的出现不一定是都是由蛋白质造成的。如果尿液中有大量泡沫,可能是排尿时激起的。若泡沫细小密集,如啤酒摇晃产生的泡沫,或泡沫持续时间长,可到医院进行尿液常规检测。如果尿液检测尿蛋白呈阳性,应警惕肾病的发生,需要做进一步检查。

长时间剧烈运动、暴饮暴食、健身和服用过量蛋白质粉等引起的生理性蛋白尿属于正常现象,通常情况下都是一过性的,短期内就会消失。但如果经常出现,建议及时就医。

4.什么是蛋白尿？

尿液检测时出现下列任何一条就可判断为蛋白尿：一是尿蛋白定性试验阳性，也就是常说的尿蛋白阳性；二是尿蛋白定量＞0.15克/24小时；三是尿蛋白/尿肌酐＞200毫克/克。如果尿蛋白定量≥3.5克/24小时，则称"大量蛋白尿"。

蛋白尿是肾脏病最常见的表现。多数情况下，少量蛋白尿没有任何临床症状，通常在尿常规检测时才被发现，大量蛋白尿时最常见的表现为尿中泡沫增多。尿蛋白阳性就意味着肾脏出现了损伤。一般来说，尿蛋白量越大，肾损伤就越严重。

5.蛋白尿是从哪里产生的？

大家都知道，尿液的产生部位是肾脏，而肾脏的组成单位是肾小球、肾小管和肾间质。人体的血液都要经过肾小球的滤过膜滤过，血液中的水、电解质和代谢废物可以自由通过肾小球滤过膜，滤出的绝大部分水分和部分电解质再经过肾小管进行重吸收，剩余的水分和代谢废物就形成了尿液被排出体外。

血液中的部分小分子蛋白质也是可以通过肾小球滤过膜滤出的，但最后又会被肾小管完全重吸收，所以在正常人的尿液中是检测不到蛋白质的，即尿蛋白检测呈阴性。当肾小球发生病变时，滤过膜受损，此时大量的蛋白质从血液中滤出，超出了肾小管的重吸收能力，使得尿液中的蛋白质含量升高；或者肾小球滤过膜正常，但肾小管受损，无法将正常滤出的蛋白质重吸收时，蛋白质就随尿排出，形成蛋白尿。一般来说，肾小球受损导致的蛋白尿比较严重，而肾小管受损导致的蛋白尿比较轻微。

6.导致蛋白尿的原因有哪些？

导致蛋白尿发生的常见原因有以下几种。

（1）肾小球性蛋白尿：肾小球滤过膜受损所致，是临床上最常见的蛋白尿，多见于原发性或继发性肾小球疾病，如急/慢性肾炎、IgA肾病、膜性肾病、狼疮性肾炎、紫癜性肾炎、小血管性肾炎、糖尿病性肾病、病毒相关性肾病、肿瘤相关性肾病、肾淀粉样变性等。

（2）肾小管性蛋白尿：常见于各种原因所致的肾小管间质病变，如药物性肾损伤、肾盂肾炎、间质性肾炎、反流性肾病、高尿酸性肾病、肾小管性酸中毒、重金属中毒、范科尼（Fanconi）综合征等。

（3）溢出性蛋白尿：最典型的为多发性骨髓瘤，该病为一种血液系统恶性肿瘤，多发性骨髓瘤细胞产生大量的轻链蛋白等单克隆球蛋白，从肾小球大量滤出并超过了肾小管的重吸收能力，从而形成蛋白尿。

（4）生理性蛋白尿：健康人群也可能出现蛋白尿，一般多见于剧烈运动、严重感染、发热以及体位改变等，往往是一过性蛋白尿，多见于青少年。一过性蛋白尿对机体的健康没有危害。

7.什么是"尿潜血"？

尿潜血是尿常规干化学分析检测中用于检测泌尿系统是否有出血的一个指标。尿潜血是通过尿常规分析仪来进行检测，它的检测原理是利用血红蛋白中亚铁血红素有类似过氧化酶的作用，可以使试纸条的色带变色而判断尿液中是否有血红蛋白。尿中血红蛋白含量与试纸颜色变化呈正相关，其含量越高试纸颜色就越深，结果中的"＋"号就会越多。

虽然检测时根据"颜色"的深浅来进行阳性程度的判断，但是影响"颜色"的干扰因素有很多。比如尿液中某些对热不稳定酶以及细菌产生的过氧化物酶或尿被某种氧化剂污染时，尿潜血结果就会出现假阳性；如果尿液中有大量的维生素C等其他还原性物质时，可干扰和抑制尿常规干化学法的"颜色"变浅或不显色，使尿潜血结果产生假阴性。

因此，在判断尿潜血结果时，应该结合尿沉渣分析或离心涂片显微镜观察"尿红细胞计数"，进行综合分析。

8.如何判断是否为"血尿"？

在1000毫升尿液中，如果所含血量超过1毫升且尿液外观呈红色，我们就称之为"肉眼血尿"。尿液外观无异常，将尿液离心后在显微镜下计数，每高倍镜视野下红细胞超过3个，称为"镜下血尿"。

在尿潜血试验和尿沉渣检测出现矛盾结果时，要进行综合分析。例如尿潜血试验结果显示阴性，而尿沉渣检测结果中红细胞计数超过正常值，就证明尿潜血试验受到干扰，为假阴性，可能是尿潜血的结果受到其他物质的干扰，这时需重新留取尿液进行复查；如果尿潜血试验结果显示阳性，则必须进行尿红细胞计数检测，即我们常说的尿沉渣分析，以排除各种原因导致的假阳性的尿潜血试验结果；如果尿潜血试验阳性，且尿红细胞计数超过正常值，可诊断为"血尿"。但是尿潜血阳性的程度与尿红细胞计数的多少并不一定呈正相关。

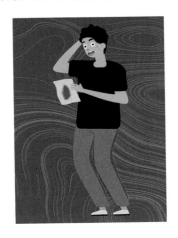

9."血尿"就一定是异常的吗？

在正常人的体检报告中也可以发现"血尿"的结果。这是因为健康人在运动量骤增后，可能会出现一过性的尿潜血及尿红细胞计数阳性，此现象往往经详细检查却找不到病因，这类血尿称为"运动性血尿"，真正发生的原因和机制至今尚不能完全解释清楚。

有学者认为，肾血管收缩、肾血流减少是导致"运动性血尿"发生的病理基础。在憋尿时间过长的健康人中，由于膀胱持续充盈、充血造成毛细血管破裂，检测时也会导致"尿潜血"阳性，同时镜检也可见红细胞。另外，青春期男性在夜间常发生阴茎勃起，由于海绵体充血，血管过度扩张，可能造成毛细血管壁损伤，也会导致晨尿检测为"血尿"。同时身材瘦高的青少年会出现"直立性血尿"，但症状往往会在平卧时消失。女性在生理期留取尿液标本进行检测时，易对尿液标本造成污染，而被检测为假性的血尿。以上这些情况，都不需要进行特别处理和治疗，可以间隔一段时间后再进行复查，血尿往往会自动消失。

10.出现了病理性血尿该怎么办？

导致病理性血尿出现的疾病根据出血发生的部位可分为肾小球疾病和非肾小球疾病。肾小球疾病导致的血尿常见于急、慢性肾小球肾炎、高血压性肾脏病、狼疮肾炎等。非肾小球疾病导致的血尿则常见于泌尿系感染、尿路结石、泌尿系肿瘤等。

如果确定为病理性血尿,应及时就医以明确诊断。如果血尿原因不明时,需要进一步做尿相差显微镜检测,以明确尿液中红细胞是来自肾脏还是肾脏之外。

如果尿液中红细胞大部分是畸形红细胞,且超过一定比例就可以认为红细胞来自肾脏,称为"肾源性血尿",常见于肾实质性损伤导致的血尿。反之,如果尿液中红细胞大部分是正常形态的,就认为是来自于肾外,称为"非肾源性血尿",常见于泌尿系炎症、结石、肿瘤、外伤等疾病。

另外,有些年纪大的男性伴有前列腺肥大时往往会有排小便困难、膀胱内余尿多,易导致尿道炎症病变,可能产生血尿。一些药物如阿司匹林、感冒通等亦可引起血尿,通常在停药后 3～7 天就可以恢复正常,属于用药引起的一过性血尿。但是,有些药物如氨基糖苷类抗生素(庆大霉素、卡那霉素、妥布霉素等)、磺胺类药物(复方新诺明等)、头孢类药物(先锋Ⅳ号等)具有肾毒性,使用后会出现无痛性的肉眼血尿,称为"药物性血尿"。此时要及时停药,对症处理,多数预后良好。

所以,出现尿潜血阳性结果不必焦虑,首先要确定血尿的来源,进一步判断血尿的性质是否为病理性血尿,明确病因后对症治疗。

11.如何正确地留取尿常规标本?

收集尿液一般采用干净、封闭、一次性的容器。在医院留取尿常规样本时,会有工作人员发放洁净的一次性尿杯和尿管,然后在取样处按图示说明正确取样。为避免分泌物污染,通常留取中段尿(即排泄初始和结束时的尿液不留取,只留取中间部分)。留取的尿液标本应在一小时内检验,以免因放置时间过长,尿液中成分受尿比重、酸碱度的影响而溶解破坏,细胞皱缩变形,或因时间过长导致细菌大量繁殖。

需要注意的是,女性月经期不宜留取尿标本,避免与月经血相混而误认为是"血尿"。

12.为什么建议取晨尿检测?

晚饭后,经过十多个小时的消化、吸收,早上身体处于空腹状态,机体状态稳定。这时食物对血液、尿液的干扰因素较小,所以尿液检测最好采集晨尿。

正常人的尿液成分除了因年龄、性别等原因存在差异外,也可能因饮水量、运动、情绪、体质等因素的变化而受到影响。例如,因糖分摄入量的不同,会引起血糖浓度变化,当血糖高于一定数值,超过了肾小管对糖的重吸收能力,尿糖检测可能会呈现阳性。同时,剧烈运动和过度精神刺激可能会引起蛋白尿,休息或刺激消退后尿蛋白可恢复正常。

对于长期服药的患者,在傍晚服药后,经过十多个小时的分解代谢,晨尿中药物的含量或代谢产物对尿液检测结果的干扰也会大大降低,检测结果更加真实可靠。此外,晨尿比随机尿更浓缩,适合早孕诊断检查,也适合疑似肾病患者的尿检。空腹晨尿进行尿糖检测对诊断糖尿病有重要意义。总之,晨尿检测可以提高阳性检出率,对很多疾病的诊断和监测很有帮助。

13.尿常规化验前可以喝水吗?

尿常规化验前可以少量饮水,对检验结果没有影响,只要不大量饮水即可。通常情况下人的尿量有一定范围,检验结果参考值是根据人的正常饮水量统计后获得的。

超常规大量饮水会导致样本稀释,影响检测结果的准确性。比如尿糖异常呈弱阳性或者阳性,大量饮水后再检测就有可能变为阴性,从而导致"假阴性"。

如果同时还有超声检查,最好在大量饮水之前留取尿样,否则尿常规的结果可能会受到影响。

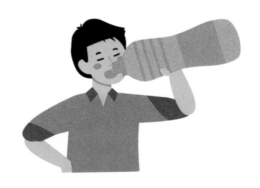

14.天冷时尿里为什么有沉淀?

天冷时尿液中出现的沉淀一般为尿液结晶。环境温度低时,盐类结晶在尿液中的溶解度降低而被析出,呈现出沉淀物的状态。仅仅因温度原因产生的尿液结晶在生理上属于正常现象。

15.尿常规里的沉渣和干化学有什么区别?

完整尿常规检验报告由干化学、尿沉渣以及必要时的镜下检查组成。三者各有特点,不能互相替代。干化学用于化学成分的初步检测并提供半定量结果;尿沉渣提供定量结果,为持续观察病情提供准确依据;镜下检查用于有效确认病理成分。三者中重叠内容集中在白细胞/粒细胞、红细胞/潜血、蛋白质/管型、亚硝酸盐/细菌中。

(1)白细胞/粒细胞:白细胞是一个大类,包含着三种细胞(粒细胞、淋巴细胞和单核细胞),尿干化学白细胞检测的是粒细胞的一种成分(中性粒细胞特异性酯酶)。因此,如果尿液中增高的白细胞以淋巴细胞或单核细胞为主,就会出现尿沉渣计数增高,而干化学呈阴性,如肾移植早期发生排异反应,尿液中就是淋巴细胞增多。另外,很多因素也会干扰干化学的结果。比如患者使用了呋喃类药物或者尿液胆红素过高,都会因为尿液发红而影响显色,引起干化学结果呈假阳性,此时尿沉渣和显微镜下均不能检出白细胞。如果尿沉渣和镜检均有发现白细胞,但是患者使用了庆大霉素,则有可能对干化学造成负干扰,表现为假阴性。

(2)红细胞/潜血:尿干化学对红细胞检测的是血红蛋白的过氧化物酶活性,而热不稳定酶、肌红蛋白以及菌尿、酸性尿均可造成干化学假阳性而沉渣和镜检阴性的结果。对于一些高渗尿标本,由于红细胞脱水、皱缩,血红蛋白不易释放,则可能造成干化学阴性,沉渣或镜下可见红细胞增多,而且镜下往往看到大量颜色较深、折光较强、边缘呈锯齿状的红细胞。另外,大量的还原性物质如维生素 C 的摄入、蛋白尿以及严重的糖尿均可造成干化学假阴性的结果。

(3)蛋白质/管型:尿常规中蛋白检测的是白蛋白。它的检测方法依赖于pH 指示剂,因此尿液本身的 pH 值对其影响很大。碱性尿或使用了奎宁、磺胺嘧啶等药物均可造成蛋白假阳性;而酸性尿、患者使用了高浓度青霉素可造成蛋白假阴性,从而与临床预期不相符。如果尿中增高的蛋白以球蛋白为主,那么尿常规中蛋白很有可能也是假阴性。所以,若尿沉渣中出现管型,而尿干化学蛋白结果为阴性,则可以从以上方面考虑。另外多数情况下,尿蛋白阳性不一定有管型。

(4)亚硝酸盐/细菌:亚硝酸盐检测的是含亚硝酸盐还原酶的一部分细菌,如肠杆菌科细菌。某些不具备还原亚硝酸盐的细菌,如不动杆菌等非发酵菌则检测为阴性。另外,当尿液在膀胱中停留时间太短、尿液中不含硝酸盐也会造成该实验阴性。相对而言,尿沉渣中的细菌定量更为准确。值得注意的是,尿液本身就是一个培养基。如果不能及时送检,常温下细菌迅速繁殖,产生大量代谢产物,那么无论是尿常规中的细菌、细胞、化学物质检测还是尿培养,都无法保证结果的准确性。

16.每天尿量多少才算正常?

正常尿量参考值,成年人为1000～2000毫升/24小时,平均在1500毫升左右。儿童尿量个体差异较大,一般新生儿每天尿量400毫升,婴幼儿400～600毫升,学龄前600～800毫升,学龄期800～1400毫升。

尿量异常分为排尿量减少和排尿量增多(以下皆以成年人为例)。排尿量减少,分为少尿和无尿,少尿是24小时尿量小于400毫升或每小时尿量小于17毫升;无尿是24小时尿量小于100毫升或12小时无尿液排出。排尿量增多,分为多尿和尿崩,多尿是24小时尿量大于2500毫升,尿崩是24小时尿量大于4000毫升。

另外,机体每天至少需要排出500毫升(1瓶普通饮用水的量)的尿液才能够将代谢废物完全排出体外。即使不饮水,机体每天排尿量也不会低于500毫升。

17.憋尿有什么坏处?

我们常听的一句话是"活人不能让尿憋死",长期憋尿确实会损害身体健康。憋尿在医学上称为"强制性尿液滞留"。一般情况下,人的膀胱对尿液的存储是有限的,可以储存200～300毫升的尿液,如果膀胱储存的尿液长期超过400毫升,就属于长期憋尿。正常人偶尔一两次憋尿,膀胱会很快恢复弹性,但是长期憋尿就很可能使膀胱丧失弹性,容易对人体造成不可逆的损伤。

如果长期憋尿,控制排尿的肌肉收缩力量会逐渐减弱,久而久之会变得松弛无力,接着就会出现排尿不畅或排尿缓慢等现象。如果膀胱长时间过度充盈,在外力作用下就很有可能导致膀胱破裂,严重时可危及生命。

尿液属于人体代谢的产物之一,长时间憋尿,尿液在膀胱内停留时间过长,会大大增加感染的风险,诱发急性肾盂肾炎,最终会影响肾脏功能。对于男性来说,经常憋尿易患前列腺炎。尤其是老年男性群体,他们大多患有前列腺肥大,尿液排出不畅,严重者就可能发展为肾衰竭。女性经常憋尿会使子宫后倾难以复位,引起痛经或腰骶部疼痛,甚至不孕。孕妇憋尿时间太长易出现感染,如果没及时处理，可能引起流产或早产等。有研究表明，有憋尿习惯的人较无憋尿习惯的人，患膀胱癌的风险高 3～5 倍。长期憋尿可诱发心血管系统疾病。同时，憋尿会使人情绪烦躁，对于有高血压、动脉硬化、冠心病等基础疾病的人群，可能会引起心律失常、心绞痛，甚至猝死。

长时间憋尿后，一旦用力排尿，往往会引起胸腔内压力增加，继而诱发脑缺血而导致晕厥。在尿液迅速排空时，通过迷走神经反射引起心动过缓，也可导致排尿性晕厥。所以，不到万不得已千万不要憋尿。

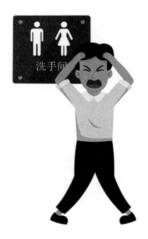

18.为什么有的人尿液比较浑浊？

尿液浑浊分为生理性浑浊和病理性浑浊两类。

大多数尿液浑浊属于生理性浑浊，常见原因是饮水少而导致的尿液浓缩，尤其晨起时常可见浑浊尿液，这种情况往往在饮水后转为正常。

少部分尿液浑浊属于病理性浑浊，常见原因有泌尿系感染导致尿液 pH 值偏碱性，引起盐类结晶沉淀；或是肾炎、膀胱炎、尿道炎等化脓性炎症，白细胞、脓细胞在尿中大量出现；还有可能是淋巴液进入尿路，发生乳糜尿，导致尿液呈现乳白色，浑浊如乳汁。

19.尿液标本可以在家留好带到医院检测吗？

尿液标本最好是留取新鲜尿液送检，因为路途颠簸、时间等问题，院外留样容易导致标本受到污染，或因时间过长使尿液成分发生变化，所以不建议在家留取尿液带到医院检测。

如果因为患者行动困难等原因,实在无法到医院留取标本,最好由家属先来医院领取洁净的尿杯和一次性尿管,正确留取尿液,并且尽量在一个小时以内送到医院,同时告知检验人员做好标注。

20.尿常规样本可否用于其他项目的检测?

尿常规样本的采集方法与尿含铁血黄素、尿本周氏蛋白、尿妊娠试验、尿乳糜试验、尿肾功等相同。因此,理论上尿常规的样本同样可用于以上项目的检测。

虽然如此,但并不建议用尿常规的标本做多项检测,这不仅耽误检验报告发出时间,而且大大增加了标本污染的风险,极易导致结果不准确。

21.尿液中细菌含量增多,为什么亚硝酸盐测定却是阴性?

泌尿系统感染最常见的为细菌性感染,细菌根据其自身的特性,在革兰氏染色中又分为革兰氏染色阳性和革兰氏染色阴性两种。

当泌尿系统发生革兰氏阴性杆菌感染时,如大肠埃希菌、克雷伯菌、变形杆菌、假单胞菌等,细菌中的硝酸盐还原酶发挥作用,使尿液中的硝酸盐被还原成亚硝酸盐而被检测出。但当人们服用大剂量的维生素 C 和由于不能正常饮食而体内缺乏硝酸盐时,可呈现出假阴性的结果。

当泌尿系统被革兰氏阳性菌感染时,如葡萄球菌、链球菌等不含有硝酸盐还原酶的细菌,不能对硝酸盐发挥作用,就无法被检测出。

因此,亚硝酸盐测定可作为泌尿系统感染革兰氏阴性杆菌的初步判断指标,具体感染细菌的种类则需临床医生根据症状及微生物学结果进行判断。

22.尿糖阳性意味着得了糖尿病吗?

尿糖是指尿中有葡萄糖排出,尿糖阳性可以分为生理性尿糖阳性和病理性尿糖阳性。

生理性尿糖阳性常见于妊娠期妇女,在怀孕过程中,由于肾脏的负担加重,会出现肾糖阈降低,表现为尿糖阳性。但是血浆葡萄糖水平却正常,此时并不需要药物治疗。

病理性尿糖阳性是由于患者血糖水平较高,超过了肾脏所能排出的负荷上限。此时不仅尿糖阳性,血浆葡萄糖水平也会超过正常值,达到了糖尿病的诊断标准。

还有一些慢性疾病,尤其是肾脏疾病的患者会存在肾糖阈水平下降、肾脏排糖能力下降,所以可能是血浆葡萄糖正常,但是尿糖却是阳性。

有些患者在使用某些药物时也会出现尿糖阳性,如糖尿病的患者在使用促葡萄糖排泄的钠-葡萄糖协同转运蛋白-2(SGLT-2)抑制剂时,患者尿液中就可以观察到尿糖阳性,但是血糖水平正常。因为这种药的作用机制就是促进尿糖的排出,减少身体糖负荷,帮助降低血糖。

总之,出现尿糖阳性时要分析具体原因,不能在不考虑血糖水平的前提下就判断得了糖尿病。

23.什么情况下尿酮体会出现阳性?

尿酮体是丙酮、乙酰乙酸和 β-羟丁酸的总称,它们是体内脂肪代谢的中间产物。尿酮体阳性可见于以下两种情况:一是糖尿病酮症酸中毒,此时一般尿酮的升高先于血酮,故尿酮检测对诊断重症糖尿病极为重要;二是非糖尿性疾病,如严重饥饿、剧烈呕吐、严重腹泻、脱水、子痫、营养不良、剧烈运动、全身麻醉、肾小管功能不全等患者因碱质丢失过多、有机酸相对增多,可大量缩合成酮体,由尿中排出,使酮体检测结果呈阳性。

所以,当尿酮体出现阳性时,应及时到内分泌科就诊。

24.服药会影响尿常规检测结果吗?

尿常规中的部分结果会受到药物的影响。目前,尿常规是利用尿液分析仪中的尿试纸条来检测的,仪器根据试纸条与尿液发生化学反应后不同区域显示的不同颜色来判断结果。比如说,如果把"蛋白质区"涂成绿色,仪器比色时就会认为蛋白质阳性;把"葡萄糖区"涂成咖啡色,仪器就会认为尿糖阳性。所以,有些药物如小檗碱、核黄素等通过尿路排出时使尿液着色,就会导致检测结果出现假阳性或者假阴性。

此外,从化学反应的原理来看,服药也会影响尿比重的结果。服用青霉素和喹啉会对蛋白质结果有影响;服用抗生素后,细菌的部分作用被抑制,会导致亚硝酸盐结果为阴性,这样就无法通过尿常规结果判断样本中是否存在细菌了。

25.如何留取婴幼儿尿液进行检测?

由于婴幼儿年龄较小,不能够自主排尿,且排尿时间不规律,容易导致尿液标本留取量不足。此外,婴幼儿常穿戴尿不湿,更难留取标本。婴幼儿留取尿液可用塑料袋进行,估算一下婴幼儿排尿的时间,适量地给婴幼儿增加水的摄入,但饮水过多会导致尿液有形成分被稀释。一般来说,最少3～5毫升尿量即可进行尿常规检测。如果一次留取的尿液标本量不够,可以在1小时内再次留取,将两次尿液混合即可。尿液标本应室温保存,1小时之内送检。

26.尿妊娠试验需要注意什么?

尿液妊娠试验是筛查怀孕的常用方法,主要检测尿液中人绒毛膜促性腺激素(HCG)的含量。

人体尿液的 HCG 浓度较血液低,只有晨尿中的 HCG 浓度最接近血液水平。所以,最好收集晨尿进行检验,特别是停经1周之内或怀疑宫外孕的患者。尿液妊娠试验灵敏度高,接近血液检测的灵敏度。如果正常怀孕停经1周以上,使用随机尿检测 HCG 完全不受影响,但也要避免短时间内大量饮水,导致尿液稀释影响检测。

由于检验方法的特点,正常孕8～10周或是存在葡萄胎等妊娠滋养细胞疾病时,因为 HCG 浓度过高,可能会超出检测范围,导致结果出现假阴性的情况。

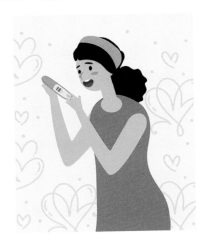

27.检测怀孕时血和尿哪个结果更准确?

化验血中人绒毛膜促性腺激素(HCG)能够比尿液更准确地判断患者是否怀孕,血中 HCG 时水平为 11～97 mIU/mL 时即可测出,但 HCG 水平较低时化验尿液就有可能检测不到。所以,验血可以比验尿提前3～5天确认是否怀孕。

如果怀孕之后无特殊情况,可以通过尿液检查来确认是否怀孕,这是非常方便、有效和无创的方法。

28.尿液干化学粒细胞阴性,而尿液沉渣显示白细胞增高,二者矛盾吗?

尿常规粒细胞检测原理是通过干化学法检测中性粒细胞和巨噬细胞中的酯酶,利用其能够水解吲哚酚酯生成吲哚酚和有机酸,吲哚酚又与重氮盐反应生成紫红色缩合物的原理来进行检测。正常人尿液中不含或者含有极少量中性粒细胞或巨噬细胞,但当尿液受到污染或使用某些药物(如呋喃妥因等)时,可导致粒细胞酯酶的检测出现假阳性结果。

尿液沉渣的白细胞检测是通过流式细胞术或光学法进行的,能够检测出尿液中所有的白细胞(中性粒细胞、淋巴细胞、单核细胞、嗜酸性粒细胞等)。其中,淋巴细胞、单核细胞、嗜酸性粒细胞中是不含酯酶的,所以干化学法无法检测出。

因此,尿液干化学粒细胞阴性的同时尿液沉渣中检测出白细胞,这种情况在尿液常规检测中较为常见。

29.尿红细胞位相检测有什么作用?

尿红细胞位相是一个通过相差显微镜来观察尿液沉渣中红细胞形态的检测项目。由于正常的尿液中没有红细胞或者仅有极少数红细胞,且红细胞的形态和尿液的性状、红细胞的来源有着极大的关系,此项目可以根据不同形态的红细胞的比例判断红细胞的来源是肾小球(非均一性红细胞)还是尿道(均一性红细胞),提示临床病变部位,为疾病明确诊断进一步提供依据。

30.尿沉渣里为什么有结晶?

结晶是尿液里最常见的有形成分。尿液随着酸碱度和温度的改变都会导致溶解在尿液中的无机盐成分析出,形成结晶。结晶分为生理性结晶和病理性结晶,尿液结晶可能与以下因素有关。

(1)尿液浓缩:喝水过少、出汗过多,使尿液浓缩,会导致结晶析出。对于既往有肾结石病史或肾结石发作过,尿液里又有结晶的患者,要尽量多饮水,减少尿液中结石基质浓度,即使形成小结石,也能够促使结石尽快排出,防止其变大、复发。

（2）发生感染或梗阻：在肾脏等泌尿系统某个部位存在感染或梗阻，其中感染是形成结石的重要因素。因此要进行尿常规检测，尿常规白细胞大量增多时需要引起关注，及时给予抗生素治疗，常用抗生素包括左氧氟沙星、头孢克洛等。

（3）钙质摄入过多：摄入了过多的含钙食物，如牛奶、鸡蛋、豆浆、豆腐等，尿液也会容易形成结晶。

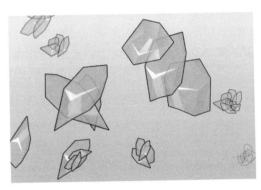

31.尿液管型是如何形成的？

管型是蛋白质、细胞或碎片在肾小管、集合管中凝固而成的圆柱形蛋白聚体。尿中白蛋白、肾小管上皮细胞产生的塔姆-霍斯福尔（Tamm-Horsfall，T-H）糖蛋白是构成管型的基本物质。肾小管具有浓缩和酸化尿液的功能，前者可使形成管型的蛋白等成分浓缩，后者则促进蛋白变形聚集，处于休息状态的肾单位尿液淤滞，在足够的时间下形成管型。当肾单位重新排尿时，形成的管型便随尿液排出。

尿液管型的种类有很多，有些与泌尿系统疾病存在关联。如果尿液中出现了大量管型，请及时到肾内科就医问诊。

32.大便发红是什么原因？

首先应考虑是否进食了有色食物，如西瓜、红心火龙果等带有红色色素的食物。如果进食了过多这类食物，或者伴随消化不良，则很容易导致大便呈现红色。

大便发红的另一个原因是消化系统可能出现了疾病。上消化道出血时大便往往会呈现黑色，下消化道出血时才会出现脓血便或鲜血便。出现了直肠息肉或直肠癌后,在病变体积较大、大便较硬时容易破溃,从而产生出血的症状。此外,患有痔疮在排便时也可能导致其上皮以及黏膜发生破损,导致大便发红。

33.大便为什么闻起来臭臭的?

粪便是由已消化和未完全消化的食物残渣、消化道分泌物、大量细菌、无机盐和水分等组成。粪便的气味与进食的种类、疾病等有关。正常粪便由于蛋白质的分解产物,如吲哚、粪臭素、硫醇、硫化氢、氨、靛基质等而产生臭味,食素者臭味轻,食肉者臭味重。

病理情况下粪便可产生恶臭味、腥臭味或酸臭味。如慢性肠炎、胰腺疾病、消化道大出血、结肠或直肠癌溃烂时,未消化的蛋白质发生腐败会散发恶臭;阿米巴肠炎会呈现腥臭;脂肪、糖类消化或吸收不良发酵会呈现酸臭。

34.大便常规该如何留取标本?

对于大便标本的留取,通常会选择新鲜、不掺杂尿液且粪便带有异常的部分(如带黏液或脓血的部分)。如果无明显异常,则可选择粪便表面和深处不同部位供检测使用。

对于大便常规检测,可取手指肚大小的一块粪便放置在清洁的容器里。如果要做细菌培养,应将采集完的粪便放置在无菌粪便培养管内。值得注意的是,采集的标本应在一个小时内检测完毕,否则会影响结果的准确性。

需要采集大便标本的患者应注意控制前三天控制饮食,以清淡食物为主,不可食用过于油腻、辛辣的食物,禁食动物血相关的食物,以免影响检测的准确性。

35.婴幼儿检查大便应注意什么?

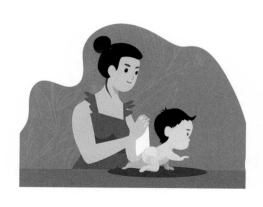

有些家长会送检婴幼儿在卫生纸或尿不湿上留取的大便标本,由于这些物品都具有吸水性,容易导致大便内的细胞成分被破坏,出现假阴性的检验结果。

婴幼儿腹泻时,应将患儿的大便标本留存至干净的塑料袋或保鲜膜中带到医院进行检测,或提前到医院领取标本留存容器,进行规范留取。标本留取后随着时间的延长也可导致细胞的分解破坏,应在一个小时内尽快送检。

36.白带检查有什么意义?

白带是由包括宫颈腺体管、宫颈管等分泌的物体,含有细菌(以杆菌为主)、少量白细胞、宫颈和阴道上皮细胞(鳞状上皮为主)等。白带检查主要用于雌激素水平判断、女性生殖系统炎症和肿瘤的诊断,以及性传播疾病的检查。

37.如何判断白带是否异常?

白带是由阴道黏膜的渗出物和腺体的分泌物组成的,含有上皮脱落细胞、白细胞、乳酸杆菌等。正常的白带呈白色、无味,性状与生殖器充血情况及雌激素水平有关。临近排卵期量增多,透明清澈(利于精子通过);排卵期后2～3天,量逐渐减少,浑浊黏稠(孕激素增多);经前分泌增多(盆腔充血);妊娠期增多(雌激素水平变化);绝经后分泌减少。

白带在病理状况下会出现分泌量、颜色、性状、气味等的改变,如有腥臭味、呈豆腐渣样。白带的最佳检查时期是女性排卵期。

38.阴道清洁度Ⅳ度,说明什么问题?

阴道清洁度根据阴道上皮细胞、阴道杆菌、杂菌及白细胞的状况划分为四个等级(Ⅰ～Ⅳ),度数越大越不好。在临床上,Ⅰ～Ⅱ度是正常的;Ⅲ～Ⅳ度是异常的,大多数情况下是由感染引起的,要结合白带常规检查有没有滴虫、霉菌或是线索细胞,单纯清洁度增高也可以是非特异性阴道炎。

若阴道内脓细胞增多或者杂菌增多,乳酸杆菌减少,其他微生物比例增加,则最常见的因素还是感染因素。一般是因为性生活导致的感染,其次是间接感染,比如因为接触马桶、使用卫生巾、游泳感染等。

39.精子畸形会影响生育吗?

精子质量的好坏是衡量男性生育能力的重要指标。正常形态的精子比例高于4％时,受孕率没有明显变化。当正常形态精子比例低于4％时,称为"畸形精子症"。此时,精子畸形率过高,受孕率会有一定程度的下降,但不是一定不能受孕。

大多数情况下异常精子没有跑"马拉松"的能力,女性生殖系统是个天然强大的过滤器,能把绝大多数异常的精子都"拒之门外",能与卵子相遇的精子都是优中选优。胎儿畸形主要源于染色体数目、结构或携带基因的异常,或是胎儿发育时受到的外部因素影响等。

当然,极少数出现先天异常的胚胎,还需要孕检来辅助筛查,以减少缺陷儿的出生。

40.幼儿感染寄生虫会有什么表现?

幼儿经常腹痛、恶心、腹泻、体重减轻、夜间磨牙、肛门瘙痒,在排除其他疾病的情况下可以考虑肠道寄生虫感染,应当到医院明确检查。

不同的寄生虫感染所表现出的症状相同,如钩虫感染易导致身体虚弱、腹痛、恶心、贫血等症状;蛔虫感染易出现发烧、疲劳、过敏、皮疹、呕吐、腹泻、喘息、咳嗽等症状;绦虫感染易出现恶心、呕吐、腹泻、体重减轻、痉挛、营养不良等;蛲虫感染常出现发炎和瘙痒的症状;线虫感染常伴有发烧、寒战、皮肤感染、淋巴痛、皮肤增厚肿胀。

如果发生寄生虫感染,其生长发育会剥夺人体的营养,大量的寄生虫在体内生长可能会压迫附近组织,容易导致肠梗阻、胆管梗阻等症状。有些寄生虫在生长过程中还会释放一些毒性物质或者抗原物质,对人体造成危害。所以,对幼儿寄生虫感染要尽早发现、及时治疗。

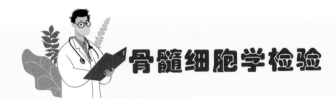

骨髓细胞学检验

1.什么是白血病?

白血病是起源于造血干细胞的恶性克隆性疾病,克隆性的白血病细胞因为增殖失控、分化障碍、凋亡受阻,大量蓄积于骨髓和其他造血组织中,从而抑制骨髓的正常造血功能,并浸润淋巴结、肝、脾等组织器官。临床可见不同程度的贫血、出血、感染、发热以及肝、脾、淋巴结肿大和骨骼疼痛。

某些特殊的化学物质可导致白血病的发生。例如,长期接触苯及其衍生物的人群相较于一般人群更易发生白血病,亚硝胺类物质、保泰松及其衍生物、氯霉素等会诱发白血病,氮芥、环磷酰胺、丙卡巴肼等抗肿瘤细胞毒性药物都有致血病的作用,接触中等或大剂量电离辐射后可诱发白血病,经常接触放射性物质(如钴 60)的人群白血病发病率显著增加,大剂量放射线诊断和治疗均可增加白血病的发生率。

根据分化程度及自然病程,白血病可分为急性白血病和慢性白血病。急性白血病的细胞分化停滞在原始细胞阶段为主,疾病发展速度快,病程时间短。慢性白血病细胞分化程度较高,以幼稚及成熟阶段细胞为主,疾病进展缓慢,病程时间较长。按白血病细胞的系别分类,主要包括髓细胞系的粒细胞系、单核细胞系、红细胞系、巨核细胞系及淋巴细胞系的 T 细胞系和 B 细胞系。临床上常将白血病分为髓细胞白血病、淋巴细胞白血病、混合细胞白血病等。

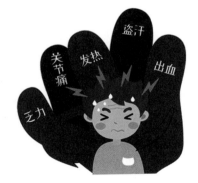

2.急性和慢性白血病有什么区别?

两种病的起病急缓不同。急性白血病往往起病非常急促,患者有可能会出现严重的感染、发热、内脏出血的表现,慢性白血病往往起病比较缓慢,病情进展也比较慢,患者起初可能是以贫血的症状为主。

急性白血病和慢性白血病最主要的区别在于白血病细胞的分化程度不同。急性白血病的骨髓和外周血中是以原始白血病细胞为主,而慢性白血病的骨髓和外周血中往往是以部分分化的白血病细胞为主。

对于急性白血病和慢性白血病治疗方法也不相同。急性白血病首选化疗的方式进行治疗,主要分为诱导缓解治疗和缓解后治疗两个阶段。慢性粒细胞白血病通常首选伊马替尼或达沙替尼进行治疗,而慢性淋巴细胞白血病如果是在起病初期,不一定需要进行治疗。

3.白血病的诊断和分型方法是什么?

白血病精确的诊断分型是正确选用化疗方案的前提。国际上通用的是综合细胞形态学、免疫学、细胞遗传学和分子生物学分型技术对初诊患者进行实验室诊断和分型,即我们常说的 MICM 分型。

准确的 MICM 诊断分型是规范、有效治疗的基础。只有综合分析 MICM 诊断分型结果及其他预后因素,准确判断复发危险度,针对不同患者进行不同强度的治疗,才能最终获得好的疗效。

4.什么时候需要做骨髓穿刺?

通常在血常规检查结果明显异常,怀疑血液系统疾病的情况下进行骨髓穿刺,如各种类型的白血病、骨髓增生异常综合征、骨髓增殖性肿瘤、多发性骨髓瘤、再生障碍性贫血、特发性血小板减少性紫癜等。

各种恶性肿瘤,如肺癌、卵巢癌怀疑骨髓转移,淋巴结肿大或淋巴结活检确诊淋巴瘤,需要通过骨髓穿刺评估是否存在淋巴瘤骨髓浸润。

某些感染性疾病,如黑热病原虫、疟疾、伤寒、副伤寒等,骨髓形态学或细菌培养可提高检出率。

还有就是一些代谢性疾病,如尼曼-匹克病、戈谢病等,可以通过骨髓穿刺进行诊断。

5.骨髓穿刺选择什么部位?

骨髓穿刺的部位通常选择髂前上棘、髂后上棘、胸骨柄、腰椎棘突或胫骨。成人及较大儿童多选择髂前上棘、髂后上棘,婴幼儿一般选择胸骨和棘突进行穿刺。怀疑再生障碍性贫血的患者通常选择两个不同的部位进行穿刺以明确诊断。

骨髓穿刺的方法很简单,通常选择髂前上棘、髂后上棘、胸骨、棘突等部位,局部注射少量麻醉药,然后用骨穿针抽取出一小滴骨髓液。医生操作熟练的情况下,骨髓穿刺整个过程只需几分钟的时间就能完成。抽出骨髓液后加压按压5～10分钟,患者即可起床活动。

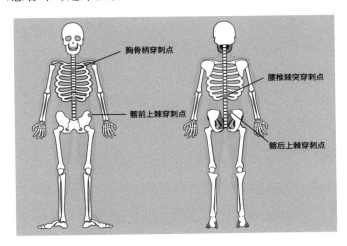

6.骨髓穿刺有危险吗?

骨髓穿刺是诊断或排除诊断血液系统疾病不可或缺的手段,很多患者对骨髓穿刺心存恐惧心理,主要是顾虑这项操作是否有风险。还有人将骨髓穿刺误认为"抽脊髓",即腰椎穿刺,抽取脑脊液,以为这样可引起截瘫。实际上二者并不相同,主要体现在穿刺部位的不同。腰椎穿刺的部位是脊柱的腰部,即从腰椎骨的间隙进针。骨髓穿刺的部位通常选择髂前上棘、髂后上棘、胸骨柄、腰椎棘突或胫骨。

只要骨髓穿刺的操作者掌握要领,包括正确定位,保证穿刺针在骨髓腔内,以及抽取内容物没有过多混血,同时患者在良好的麻醉下克服恐惧心态,配合操作,绝大多数骨髓穿刺都能顺利完成,并且十分安全。真正发生麻醉意外(过敏)、局部出血、感染等并发症是十分罕见的。

7.骨髓穿刺会损伤"元气"吗?

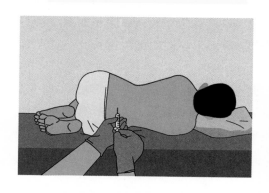

有的患者觉得骨髓穿刺会损伤"元气",其实这是一种误解。正常人的骨髓造血组织大约有 2600 克,每次骨髓穿刺抽取骨髓液的量仅为 0.2~0.3 克。因为骨髓的再生能力非常强,抽取少量骨髓液后会很快生成,所以对患者的健康没有太大影响,更不会引起所谓的"元气"损伤。

8.做完骨髓穿刺多久可以下床或洗澡?

骨髓穿刺术的伤口很小,穿刺结束后按压数分钟即可下床,如没有感染或出血,无需特殊处理。骨髓穿刺后要注意保持创口和纱布清洁、干爽三天,外部创口基本可完全愈合。因此,尽可能三天以后再洗澡。

9.查体发现球蛋白增高,医生为什么建议做骨髓穿刺?

球蛋白是浆细胞分泌的具有免疫功能的蛋白质,出现球蛋白升高的原因一般有以下两种:一是炎症,最常见的是慢性肝炎,尤其是肝硬化阶段,球蛋白水平会明显升高;另一种情况就是浆细胞肿瘤,属于造血系统肿瘤。当浆细胞出现恶性增殖时,血液中球蛋白也会相应升高。尤其是患者同时有骨痛、贫血等其他临床症状时,需要骨髓穿刺排除浆细胞肿瘤。

10.为什么得了白血病要做脑脊液检查?

白血病和其他恶性肿瘤一样,容易出现转移。当白血病细胞侵犯中枢神经系统时,会引起头痛、恶心、呕吐甚至昏迷,称之为"中枢神经系统白血病",如不及时进行治疗,死亡率极高。尤其是急性淋巴细胞白血病,引起中枢神经系统白血病的风险很高,如果在脑脊液中找到白血病细胞,则是确诊依据,需要进一步通过腰穿将化疗药物注入脑脊液中进行治疗。

11.得了淋巴瘤为什么要做骨髓穿刺?

淋巴瘤是起源于淋巴造血系统的恶性肿瘤,主要临床表现为无痛性淋巴结肿大,肝、脾肿大,全身各组织、器官均可受累,伴有发热、盗汗、消瘦、瘙痒等全身症状。

在淋巴瘤患病晚期,容易发生骨髓浸润,有的恶性淋巴瘤在晚期可转化为急性淋巴细胞白血病。因此,骨髓穿刺可以明确淋巴瘤是否侵犯骨髓,也可以对淋巴瘤进行分期。不同分期治疗方案不同:无骨髓浸润为三期,以放化疗联合治疗为主;有骨髓浸润为四期,以化疗为主。

12.什么是脱落细胞学检查?

脱落细胞是指人体自然管腔器官内表面黏膜脱落下来的上皮细胞,通常为正常或有病变的黏膜上皮细胞,如胸腔、腹腔、呼吸道、泌尿生殖道等都会自然脱落上皮细胞。

脱落细胞学检查是指采集人体各部位的上皮细胞,比如胸腔积液、腹腔积液、心包积液、关节腔积液、痰液等,经染色后用显微镜观察其形态,判断有无相关的病变,从而协助临床诊断疾病的一种检测方法。

13.脱落细胞学检查阴性可以排除肿瘤吗?

脱落细胞学检查只能看到单个或多个细胞,不能全面观察病变组织结构,该检查有一定的局限性,存在假阴性,需要多次检查。因此,单次脱落细胞学检查阴性不能说明没有得肿瘤。除了进行多次检查,还需要结合症状、体征等临床表现,进一步进行影像学及病理学等检查才能确诊或排除肿瘤。

14.红斑狼疮细胞检查阳性意味着得了系统性红斑狼疮吗?

系统性红斑狼疮(SLE)是一种好发于青年女性,可累及多脏器的一种自身免疫炎症性结缔组织病,临床表现多种多样,其中特异性皮损有蝶形红斑、亚急性皮肤红斑狼疮、盘状红斑等。

系统性红斑狼疮的诊断主要依靠临床表现、实验室检查、组织病理学和影像学检查。实验室检查血液学异常和免疫相关指标,如自身抗体阳性等。实验室检查对于其诊断、鉴别诊断及判断其活动性与复发都具有重要意义。

系统性红斑狼疮患者红斑狼疮细胞阳性率一般为 70%～90%,其他自身免疫性疾病,如类风湿性关节炎、硬皮病以及活动性肝炎等,偶尔也可以找到红斑狼疮细胞。因此,找到红斑狼疮细胞不能作为诊断系统性红斑狼疮的唯一依据。

15.红细胞渗透脆性试验可以检测哪些疾病?

红细胞渗透脆性试验是检测红细胞对低渗溶液抵抗能力的试验。红细胞对低渗的抵抗能力与其表面积与体积的比值相关,比值大,对低渗的抵抗力大,渗透脆性低;反之则抵抗力小,渗透脆性增加。

球形红细胞及椭球形红细胞的表面积与体积的比值减小,对低渗溶液特别敏感,脆性显著增加。所以,红细胞渗透脆性增加常见于遗传性球形红细胞增多症和遗传性椭球形红细胞增多症,也可见于自身免疫性溶血性贫血伴红细胞增多者。红细胞渗透脆性减低见于各型珠蛋白生成障碍性贫血、缺铁性贫血、脾切除术后及其他一些红细胞膜异常的疾病,如肝脏疾病等。

16.蔗糖溶血试验可以检测什么疾病?

阵发性睡眠性血红蛋白尿症(PNH)患者因红细胞膜有缺陷,对补体敏感。蔗糖溶血试验可作为 PNH 的简易过筛试验。PNH 患者的蔗糖溶血试验呈阳性,溶血率大于 10%。蔗糖溶血试验敏感性高,少数再生障碍性贫血、细胞性贫血、遗传性球形细胞增多症和自身免疫性溶血性贫血也可能出现阳性。所以,蔗糖溶血试验是 PNH 的诊断筛选试验,特异性不高,结果阳性者需再做酸溶血试验以进一步明确。

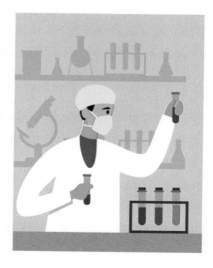

17.酸溶血试验可以检测什么疾病?

酸溶血试验又称为"哈姆(Ham)试验",是诊断 PNH 的主要确诊试验,结果阳性见于 PNH、遗传性球形红细胞增多症、自身免疫性溶血性贫血等。但是阴性结果并不能排除 PNH,因为大约有 25% 的该病患者因为骨髓增生不良,补体敏感红细胞产量不足,患者可在一段时间内无血红蛋白尿,所以酸溶血试验为阴性,应多次复查或补充其他试验。若 PNH 患者在做此试验前接受大量输血,因输入的红细胞是正常的,故结果可为阴性。

18.白血病细胞化学染色有什么用途?

细胞化学染色是细胞学和化学相结合而形成的一门学科,它是以细胞形态学为基础,结合运用化学反应的原理对血细胞内的各种化学物质进行定性、定位、半定量分析的方法。该方法对于了解血细胞正常生理功能、诊断和鉴别诊断血液病及预后判断都有协助作用。细胞化学染色对于急性白血病的临床诊断、分型和鉴别诊断是不可或缺的客观指标,方法稳定,操作简便,易于广大基层医院开展。

常见的染色方法有过氧化物酶染色(POX)、铁染色、糖原染色(PAS)、嗜中性粒细胞碱性磷酸酶染色(NAP)、α-醋酸萘酚酯酶染色(α-NAE)等。

19.中性粒细胞碱性磷酸酶染色知多少?

人血液和造血细胞的碱性磷酸酶酸碱度为 9.4,主要见于中性粒细胞系的成熟阶段或晚幼粒细胞,在不同生理状态和病理状态下均有明显的改变,具有鉴别诊断意义。

临床上中性粒细胞碱性磷酸酶(NAP)对以下疾病有鉴别意义:慢性粒细胞白血病明显下降,常为零分,而类白血病反应则明显增加;细菌性感染明显增加,病毒性感染常无明显变化;再生障碍性贫血明显增加,阵发性睡眠性血红蛋白尿症常下降;真性红细胞增多症常增加,继发性红细胞增多症常无明显变化。

20.什么是淋巴细胞亚群?

淋巴细胞亚群是形态相似而功能不同的淋巴细胞群体。依据其生物学功能和细胞表面抗原表达的不同,可以分为 T 细胞、B 细胞和自然杀伤(NK)细胞三类。根据不同的抗原,还可以进行淋巴细胞亚群的区分。通过淋巴细胞亚群的检测和分类,可以帮助诊断多种免疫缺陷性疾病。特别是如果 $CD4^+T$ 淋巴细胞明显减少,通常提示免疫功能的障碍,最常见的就是艾滋病。如果 $CD8^+T$ 淋巴细胞增多,多提示可能有自身免疫系统的疾病,如类风湿性关节炎、系统性红斑狼疮等。对 T 淋巴细胞亚群的分析还有助于监测治疗效果。

21.做淋巴细胞亚群检测时需要清晨空腹抽血吗?

如果在高脂饮食之后形成脂血,会影响部分血生化项目检测结果的准确性,而淋巴细胞亚群检测是依据抗原抗体结合的原理,脂血对检测结果影响不大,因此进食后抽血,检测结果也是可靠的,所以此项目不一定需要清晨空腹抽血。

22.艾滋患者为什么要查淋巴细胞亚群?

艾滋患者会出现淋巴细胞亚群的检测异常,主要体现在 T 细胞绝对计数下降,$CD4^+T$ 淋巴细胞计数也下降,并且 $CD4^+T$ 淋巴细胞和 $CD8^+T$ 淋巴细胞比值会降低,一般小于 0.5。但淋巴细胞亚群检测异常并不是确诊艾滋病的特异性检测手段,它仅代表机体免疫力出现了下降。要想确诊艾滋病,首先要对高危人群,如男性同性恋、性生活紊乱、静脉注射毒品或者因为疾病需要反复多次输血的患者,进行初筛人类免疫缺陷病毒(HIV)抗体。对于抗体阳性的患者,则需要进一步完善 HIV 抗原和病毒核酸的检测来确诊。

23.什么是 HLA-B27 检测?

HLA-B27 是人类白细胞抗原,属于 HLA-B 位点之一。*HLA-B27* 基因属于 I 型 *MHC* 基因,基本表达在机体中所有的有核细胞上,尤其以淋巴细胞表面含量丰富。

HLA-B27 阳性的健康者与强直性脊柱炎患者可能有遗传差别,例如所有 HLA-B27 阳性个体都有一个恒定的 HLA-B27 M1 抗原决定簇,针对此抗原决定簇的抗体可与 HLA-B27 产生交叉反应。

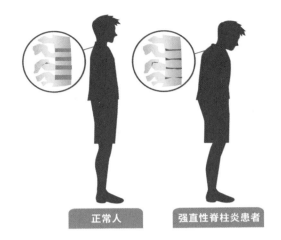

正常人　　强直性脊柱炎患者

24.HLA-B27 阳性就是强直性脊柱炎吗?

HLA-B27 可以帮助诊断强直性脊柱炎,超过 90% 的强直性脊柱炎患者 HLA-B27 抗原表达阳性,健康人群仅有 5%～10% 的阳性率。由于强直性脊柱炎的症状与许多疾病相似,临床上难以确诊,因此 HLA-B27 的检测是该疾病诊断与鉴别诊断中的一项重要指标。在脊柱关节病中除了强直性脊柱炎外,还有许多其他疾病与 HLA-B27 抗原表达有着一定的相关性,因此 HLA-B27 是这类疾病诊断中一个非常有价值的检测指标。

HLA-B27 阳性不一定就是强直性脊柱炎,其他免疫相关性疾病也可能为阳性,如赖特(Reiter's)综合征患者 70%～90% 为阳性,银屑病性关节炎患者 50%～60% 为阳性,急性前葡萄膜炎患者 40%～50% 为阳性,溃疡性结肠炎伴关节病患者有 5%～10% 为阳性。

综上所述,HLA-B27 阳性者比 HLA-B27 阴性者发生强直性脊柱炎的概率高得多,但还需结合其他实验室检查,如血沉、C 反应蛋白、类风湿因子及 X 线、CT、磁共振等影像学检查,综合判断是否为强直性脊柱炎。

25.什么是造血干细胞?

造血干细胞是血液系统中的成体干细胞,是一群具有高度自我更新和多向分化能力,在造血组织中含量极少的异质性的细胞群体。因为血液系统中的成熟细胞寿命极短,所以造血干细胞需要根据机体的生理需求,适时的补充血液系统各个成熟细胞组分。同时,在损伤、炎症等应激状态下,造血干细胞也起到调节和维持体内血液系统各个细胞组分生理平衡的作用。简而言之,造血干细胞就是所有血细胞最原始的起源细胞。

大部分白血病,特别是急性髓系白血病以及慢性髓系白血病的发生,都直接或间接与造血干细胞异常有关。造血干细胞最先获得染色体易位等主要的致病突变,但并不影响其分化为正常功能的成熟细胞的能力,当染色体易位的造血干细胞或者其分化下游的细胞获得第二次打击之后,就会引发白血病。

造血干细胞在实体肿瘤微环境调节中也有一定作用,如前列腺肿瘤细胞会模拟造血干细胞的分子信号,进入造血微环境,并引起造血干细胞表达谱的改变迫使造血干细胞离开,也可以通过表达造血细胞迁移相关的分子离开造血微环境,最终导致肿瘤的转移。

临床治疗中,造血干细胞移植广泛应用于血液系统疾病以及自身免疫疾病。在其他实体瘤的治疗中,比如淋巴瘤、生殖细胞瘤、乳腺癌、小细胞肺癌,主要应用于常规治疗失败或复发难治以及具有不良预后因素的患者。

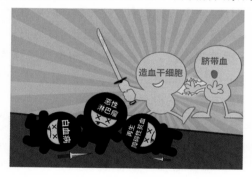

26.造血干细胞是如何取出来的?

采集造血干细胞有骨髓采集、外周血采集和脐带血采集三种方法。

(1)骨髓采集是比较常规和成熟的技术,多采用连续硬膜外麻醉或者是全身麻醉,以双侧髂后上棘区域为抽吸点。

(2)外周血中造血干细胞含量比较少,在采集前需要应用粒细胞集落刺激因子进行动员,使血液中的 $CD34^+$ 造血干细胞升高,然后进行采集。

(3)脐带血干细胞是由特定的脐血库负责采集和保存的,在采集前需要确定新生儿是否有遗传性疾病。

目前临床多为外周血造血干细胞采集。

27.造血干细胞捐献对身体有什么影响？

捐献造血干细胞对人体影响非常小，唯一的创伤就是在采血的部位容易形成血管瘀痕，在1～2周内人体的血液就会恢复到原来的水平。现在捐献造血干细胞，不需要直接取骨髓，而是直接采集外周血，相当于献血一样，所以不会影响身体健康。造血干细胞对于人体的意义很大，可以分化成白细胞、红细胞等，对人体起到保护和免疫的作用。捐献之后可能会出现短时间内的疲劳感、免疫力下降，休息一段时间都会逐步好转。

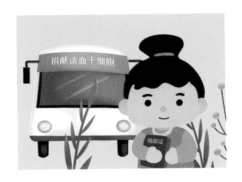

28.为什么造血干细胞移植后患者容易出现感染？

造血干细胞移植后患者感染与多种因素有关。首先，移植前大剂量的化疗、放疗会使黏膜损坏，中心静脉置管会使皮肤完整性受损，导致预防外界感染的物理屏障受损，细菌、病毒等微生物容易入侵患者体内。其次，在移植后早期，患者骨髓造血功能尚未恢复，粒细胞缺乏，抵抗细菌、病毒的能力较弱。最后，移植后免疫抑制剂的使用，对患者免疫功能进一步造成损伤。所以，造血干细胞移植后患者容易出现感染。

29.细胞因子检测包括哪些指标？

细胞因子检测可以检测感染、炎症程度，反映机体免疫功能状态，主要包含促炎因子和抑炎因子。其中促炎因子主要有白细胞介素-1β、白细胞介素-2、白细胞介素-5、白细胞介素-6、白细胞介素-8、白细胞介素-12p70、白细胞介素-17、肿瘤坏死因子α、干扰素α、干扰素γ等，抑炎因子主要有白细胞介素-4、白细胞介素-10等。

30.哪些人需要做细胞因子检测?

细胞因子检测主要应用于感染、炎症患者,监测感染、炎症病情严重程度,评估治疗效果。当细胞因子用于重症感染、脓毒症患者时,可以预警细胞因子风暴,分清炎症、免疫类型,以便精准治疗。对于免疫抑制治疗的患者,细胞因子检测可以避免过度免疫治疗,导致免疫麻痹及继发感染。肿瘤患者在治疗前检测细胞因子水平,可以评估机体免疫功能状态,监测合并感染的严重程度。

31.白血病免疫分型在白血病诊断中有什么意义?

白血病的免疫分型是指利用单克隆抗体检测相应的白血病细胞表面或者是细胞浆内的抗原,可以对白血病进行准确的分型。白血病免疫分型的依据是白血病细胞在不同阶段的时候,表面会有不同的标记,不同类型的白血病细胞表面的标记也不同。白血病的免疫分型对于诊断白血病的类型、指导白血病的治疗、评估白血病的预后非常重要。

通常情况下,白血病的患者需要进行外周血涂片、骨髓穿刺涂片以及骨髓细胞化学染色的检查,如果是白血病细胞分化程度比较低,或者是进行骨髓细胞化学染色,不容易进行分类的时候,或者是出现双表型的白血病细胞,此时使用免疫分型检查有助于对白血病细胞进行分型,目前经常使用的是流式细胞术。免疫分型检查目前已经成为骨髓穿刺涂片检查、骨髓细胞化学染色非常重要的一个补充。

白血病免疫分型结果正常可以排除绝大多数白血病的诊断,如果结果确诊白血病,可以同时明确是何种类型的白血病。

32.白血病移植成功后为什么还要定期做微小残留病检测?

白血病的微小残留病(MRD),是指白血病经过化疗或骨髓移植,按目前所确定的疗效标准取得完全缓解后,体内仍残存微量白血病细胞的状态。

一般说来,症状出现时体内白血病细胞总数为 $10^{12} \sim 10^{13}$ 个每升,达到完全缓解后体内白血病细胞数可降为 $10^6 \sim 10^8$ 个每升,此时,用一般形态学的方法已难以检测出白血病细胞的存在,而这些残存的细胞正是白血病复发的根源。为争取患者长期无病生存甚至痊愈,必须对 MRD 进行完全缓解后治疗,清除白血病复发的根源。

骨髓移植成功后仍有白血病复发的可能。MRD 检测灵敏度和特异性高,可帮助患者尽早采取干预,进行抢先治疗。

33.什么是染色体?

染色体是组成细胞核的基本物质,是细胞在有丝分裂或减数分裂时脱氧核糖核酸(DNA)存在的特定形式。细胞核内 DNA 紧密卷绕在称为"组蛋白"的蛋白质周围并被包装成一个线状结构。染色体是遗传物质——基因的载体,具有储存和传递遗传信息的作用。

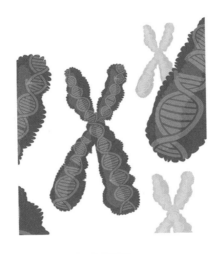

34.正常染色体核型是什么样的?

正常情况下,人体有 46 条染色体,包括 44 条常染色体,2 条性染色体。女性的正常核型为(46,XX),男性的正常核型为(46,XY)。

每条染色体都有自己固定的形态结构,在细胞增殖周期中的不同时期,染色体的形态结构会不断变化。在有丝分裂中期,染色体的形态是最典型的。

35.为什么怀疑血液病时要做染色体核型分析?

如果染色体发生了异常,无论是数目还是结构的畸变,都会导致许多基因的增加或缺失,进而会导致疾病的发生。在血液病患者中,很多的异常还可由不同染色体之间异位造成,进而导致不同基因的融合,激活癌基因导致血液病的发生。一些具有特异性的重现性染色体异常对于白血病分型具有诊断意义,一些染色体异常是靶向药物的作用靶点,对于治疗具有指导意义;另外,染色体的异常在预后评估体系占有较大权重,检出预后相关染色体异常对于患者是否需进行早期干预具有提示作用。

36.染色体检查为什么需要较长时间?

染色体检查是一个复杂而且精细的过程,一般需要 2～3 周。染色体检查首先要对骨髓血标本进行培养,培养时间因患病类型不同所需时间在 24～72 小时不等,培养后需要经过收获、滴片、显带等繁琐而复杂的处理,才能制成可以在显微镜下成像的染色体玻片,最后要对染色体图像进行人工分析。这其中每一步都需要特定的时间,再加上精细的操作和丰富的经验判断,才可以得到染色体检查的结果。

37.血液病染色体核型分析必须用骨髓标本吗?

根据"肿瘤染色体研究的标本必须取自肿瘤本身"的原则,白血病的染色体核型分析通常采用骨髓细胞,但慢性淋巴细胞白血病可采用外周血。在骨髓干抽或某种原因不能获取骨髓的情况下(如外周血幼稚细胞大于 20%),也可采用外周血进行短期培养。另外,淋巴结穿刺液或淋巴结活检标本、浆膜腔积液以及中枢侵犯的脑脊液标本等均可作为核型分析的样本。

38.血液病染色体核型分析检出异常核型,一定是白血病吗?

正常人核型分析,男性为(46,XY),女性为(46,XX)。当核型异常时,分不同情况分析:一种情况是染色体多态性,属于染色体正常变异;另一种情况为体质性异常,但通常为平衡易位、倒位或微小缺失。以上两种情况与血液系统疾病不相关。若检出血液病相关重现性染色体异常或其他异常核型,通常与血液系统疾病相关,但仍需要其他包括分子生物学、骨髓形态学及免疫分型等检测结果的印证。核型异常只是染色体重排的宏观体现,血液肿瘤的发生是一个复杂的多因素致病过程。因此,染色体核型分析检出异常,不一定是白血病,还需要血液科医生进行综合判断,得出结论。

39.同样类型的白血病,为什么有人预后好,有人预后差?

所谓"预后"是指对疾病结局的预先估计,通常以治愈率、复发率、缓解率、病死率和生存率等概率指标表示。白血病的预后是指通过已掌握的白血病的转归与结局的发生概率及相应的影响因素,对某一白血病患者疾病结局的预先估计。

白血病是按照世界卫生组织的预后危险层级来分层的。白血病主要分为低危、中危、高危三类。白血病预后分层需要通过 MICM 体系各项结果综合评估,同一类白血病的不同患者预后评估等级并不相同,如果是低危白血病患者,通过化疗,三年的无病生存率可以接近 50%;如果是高危并且预后差的患者,三年的无病生存率只有 20%~30%,这类白血病患者一般要做移植手术。

40.染色体核型分析检出异常,提示病情很严重吗?

不一定,一些特异性染色体异常可能是相应药物的治疗靶点,提示预后较好。也有一些染色体异常,占总分裂象很小一部分,可能为一过性的,可以每间隔一定的时间进行复查。所以,染色体核型分析检出异常的患者不用紧张,要分情况看待。

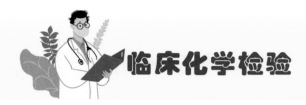

1.常用的肝功能检查有哪些?

常用的肝功能检查,主要包括转氨酶、胆碱酯酶、碱性磷酸酶、总胆红素、间接胆红素、直接胆红素、总蛋白、白蛋白以及球蛋白的检测等。通过检测转氨酶的水平,可以了解肝细胞损伤的程度;通过检测胆碱酯酶的水平,可以了解肝脏的储备能力;通过检测碱性磷酸酶的水平,可以了解胆管损伤的程度;通过检测总胆红素、间接胆红素以及直接胆红素的水平,可以了解胆红素代谢的能力;通过检测总蛋白、白蛋白以及球蛋白的水平,可以了解肝脏合成功能以及凝血功能。

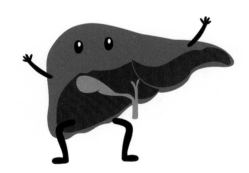

2.天门冬氨酸氨基转移酶升高一定是肝功能损伤吗?

天门冬氨酸氨基转移酶(AST)也称"谷草转氨酶",通常存在于心肌细胞和肝细胞内,在心肌细胞中含量最高。AST 作为肝功能检查中的重要项目,一般用来检验肝组织是否受损。AST 升高是由生理原因和病理性原因造成的。生理性因素包括熬夜、暴饮暴食、高脂肪饮食等,病理性因素主要包括肝硬化、肝胆管结石、肝脏占位性病变、肝脓肿、巨大的肝血管瘤、肝囊肿等。

AST 还可以用于心肌炎和心肌梗死的辅助检查。如果只是单纯的 AST 升高,可以结合心肌酶谱和心电图等检查项目判断是否存在心脏疾病。

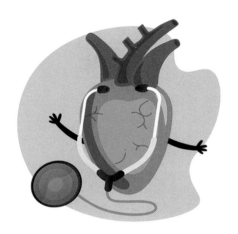

3.胆红素升高一定是肝脏出了问题吗?

胆红素是肝胆及血液系统疾病的重要诊断指标之一。一般认为,胆红素水平高于正常值的 2 倍以上才有诊断意义,低水平升高的胆红素往往不被重视或认为无病理意义。另外,一些药物可抑制胆红素的代谢,在肝脏代谢过程中会直接或间接提高胆红素水平,常见的主要有抗微生物药物,如两性霉素 B、异烟肼、利福平等。还有一种称为"先天性非溶血性黄疸"的家族遗传性疾病,肝功指标正常,仅胆红素升高,临床主要表现为黄疸,无其他自觉症状,肝脾不肿大,不必药物治疗,可对症治疗,常常预后佳。

通俗地讲,大部分临床上所见的胆红素略微升高没有太大意义。如果结果超过参考上限 2 倍以上,应及时就医,这时应考虑是否有肝胆疾病、血液系统疾病的存在。

4.饮酒对哪些肝功能指标影响比较大?

长期摄入酒精会对人体肝脏产生较大伤害,相应的存在于肝脏组织中的酶类会产生变化,如丙氨酸氨基转移酶(ALT)、天门冬氨酸氨基转移酶(AST)、γ-谷氨酰基转移酶(GGT)等。同时,饮酒还会对总胆红素、直接胆红素、间接胆红素等指标造成影响,可能会出现升高的情况。酒类饮品的主要成分是乙醇,主要在肝脏进行代谢,乙醇经乙醇脱氢酶代谢为乙醛,乙醛经乙醛脱氢酶代谢为乙酸,整个代谢过程当中会产生活性氧,导致肝损伤。乙醛与蛋白质结合,形成乙醛蛋白复合物,不仅对肝细胞有直接的损伤作用,而且可以诱导体液免疫和细胞免疫,导致肝细胞的免疫损伤。所以,饮酒要适度,多饮有害健康。

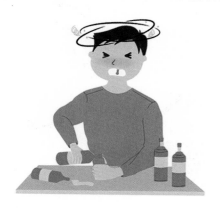

5.转氨酶的结果与肝脏的受损程度呈正相关吗?

无论何种疾病,当其进程影响到肝脏细胞完整性时,丙氨酸氨基转移酶(ALT)以及天门冬氨酸转氨酶(AST)的活性均会升高。但某些其他感染性疾病,如肺炎、伤寒、结核病、传染性单核细胞增多症等,都会使转氨酶升高。此外,急性软组织损伤、剧烈运动,亦可出现一过性转氨酶升高。在肝脏衰竭晚期,肝细胞大量坏死,无法释放转氨酶入血,所以血液中转氨酶反而下降,此时转氨酶的水平与肝脏受损程度也不呈正相关。因此,转氨酶结果变化与肝脏受损有一定关联,但不一定呈正相关。

6.常用的肾功能检查有哪些?

常用的肾功能检查,主要包括尿素、肌酐和尿酸的检测。尿素是体内氨的主要代谢产物,通过肾小球滤过而从尿液中排泄,可反映肾小球的滤过功能,在泌尿系统疾病发生时会升高。肌酐是肌酸代谢的最终产物,主要由肾小球滤过排出体外。如果血肌酐明显升高,肾功能可能出现严重损伤,但也要结合其他检查来进行诊断。尿酸是体内嘌呤代谢的最终产物,尿酸过高容易引发痛风。血尿酸水平也可作为评估肾功能损伤的指标。

7.肌酐升高是肾脏出了问题吗?

肌酐升高绝大多数情况下是肾脏出现了问题。不过,肌酐生理性升高也是常见的,如某些健身爱好者、肌肉发达的人或者摄入外源性蛋白质(包括动物蛋白和植物蛋白)特别多的人,体内血清中可以出现一过性的肌酐升高,当恢复了正常饮食后,血清的肌酐就会慢慢恢复到正常范围之内。其他导致肌酐升高的情况多见于病理性原因,但到底是肾脏本身的病变还是由于机体其他系统异常造成的肾脏继发性损害,需要进一步的检查来进行鉴别诊断。

8.肾小球滤过率检查有什么意义?

肾小球滤过率检查用于了解早期肾功能减退的情况,估计慢性肾病功能性肾单位损失的程度,以及指导肾脏疾病的诊断和治疗。肾小球滤过率增高可见于糖尿病肾小球硬化症早期,由于生长激素分泌增加,促使肾小球肥大,肾小球滤过率升高。部分微小病变型肾病综合征因肾小球毛细血管胶体渗透压降低,而肾小球病变轻,滤过率也会增高。肾小球滤过率降低可见于影响肾小球滤过功能的各种原发性和继发性肾脏疾病。此外,随着年龄老化,肾小球滤过率也会逐渐减低。

9.常用血脂检查有哪几项? 哪些人群需要检查血脂?

常用的血脂检查主要包括甘油三酯(TG)、总胆固醇(CHOL)、载脂蛋白 A(APOA)、载脂蛋白 B(APOB)、脂蛋白 a(Lpa),高密度脂蛋白胆固醇(HDL-C)和低密度脂蛋白胆固醇(LDL-C)。根据《中国成人血脂异常防治指南(2016 年修订版)》推荐,20～40 岁成年人至少每 5 年检测 1 次血脂;建议 40 岁以上男性和绝经期后女性每年检测血脂;动脉粥样硬化性心血管病患者及其高危人群,应每 3～6 个月检测 1 次血脂;因动脉粥样硬化性心血管病住院的患者,应在入院时或入院 24 小时内检测血脂。

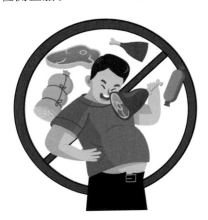

10.血脂检查要注意什么?

进食情况是会影响血脂测定的。在前一天晚饭后至第二天晨起进行血脂检查前,需要保持空腹状态,时间维持 10 小时左右,才能保证血脂检查结果准确。注意空腹状态保持时间不宜过长,时间超过 12 小时,甘油三酯水平将会上升,反而会影响检查结果。同时,在检查前三天内的饮食要保持清淡,避免脂肪含量高的饮食摄入。油腻食物的摄入将会影响甘油三酯,导致浓度异常升高。此外,检查前不宜饮酒,酒精的摄入会促使甘油三酯上升,高密度脂蛋白胆固醇浓度降低,影响了血脂检查的准确。

检查前还要注意休息。正常情况下,血脂的检查时间均为早上,利于受检者空腹检查。在检查前一天的晚上应当注意休息,保证睡眠充足,另外剧烈的运动也会影响检查结果,使血脂升高。

血脂检查的时间建议安排在身体状况稳定下进行,尽量避免外伤、感染、术后检验,针对妊娠期、哺乳期的女性,血脂检验结果会较之平常上升,所以应当合理安排血脂检测时间。选择站立位会影响水分在血管中分布,所以在进行血脂检测前,建议坐位维持 5～10 分钟,保证机体稳定后再行检查。

11.血脂异常如何分类?

血脂异常的诊断主要依靠实验室检查。按照血脂中成分的升高程度进行分类,可分为高胆固醇血症[表现为血清总胆固醇(TC)水平增高]、混合型高脂血症[表现为血清 TC 与甘油三酯(TG)水平同时增高]、高甘油三酯血症(表现为血清 TG 水平增高)和低高密度脂蛋白胆固醇血症[表现为血清高密度脂蛋白胆固醇(HDL-C)水平降低],如表 1 所示。

表 1　血脂异常的临床分类

分型	TC	TG	HDL-C	相当于 WHO 分型
高胆固醇血症	增高			Ⅱa
高 TG 血症		增高		Ⅳ、Ⅰ
混合型高脂血症	增高	增高		Ⅱb、Ⅲ、Ⅳ、Ⅴ
低 HDL-C 血症			降低	

如按病因学分类,血脂异常分为继发性血脂异常和原发性血脂异常两类。继发性血脂异常通常是由于全身系统性疾病所致(如糖尿病、肾病综合征、甲状腺功能减退症等)或者因某些药物(如利尿剂、糖皮质激素、β受体阻滞剂)所引起的继发性血脂异常。若能排除继发性因素,则可诊断为原发性高脂血症,已知原发性高脂血症多由于先天性基因缺陷所致,如低密度脂蛋白(LDL)受体基因缺陷引起的家族性高胆固醇血症等。

12.胆固醇高就是高脂血症吗?

血清总胆固醇和低密度脂蛋白胆固醇明显升高与冠心病的发生有着极大关系。然而,属于胆固醇之一的高密度脂蛋白胆固醇(HDL-C)对于冠心病患者是有益的,它主要通过胆固醇逆向转运,促进胆固醇排出体外、抗氧化、抗炎等机制来实现抗动脉粥样硬化。因此,由 HDL-C 升高而引起的总胆固醇升高,对降低冠心病有益无害。这种胆固醇升高,并不是高胆固醇血症。

13.血脂检测指标中谁好谁坏?

血脂检验报告包括了甘油三酯(TG)、总胆固醇(TC)、低密度脂蛋白胆固醇(LDL-C)、高密度脂蛋白胆固醇(HDL-C)等指标。其中 TG 检测结果越高表明糖尿病、急性胰腺炎的发生率越高,TC 检测结果越高表明各类心脑血管疾病的发生率越高。在冠心病预防中,降低血清胆固醇指标是主要措施。LDL-C 结果越高,表明存在冠心病、心肌梗死以及中风的危险性越高。HDL-C 结果越高,表明冠心病、心肌梗死、脑卒中的发生率越低。在上述四个指标中,LDL-C 以及 HDL-C 是需要特别注意的。针对心脑血管的高危人群而言,LDL-C 的数值越高,表明风险越高;反之,HDL-C 的数值越高,表明心脑血管越健康。

14.什么是葡萄糖耐量试验?

糖耐量是指人体对葡萄糖的耐受能力,葡萄糖耐量试验(OGTT)的原理就是通过人为增加机体的葡萄糖负荷,从而观察血糖上升和恢复的速度、水平,以此评估人体对葡萄糖的利用情况以及胰岛 β 细胞的分泌功能。

15.葡萄糖耐量试验为什么要抽四次血?

血糖升高是由于胰岛素分泌不足或胰岛素功能减低,人体不能正常促进葡萄糖分解和抑制葡萄糖合成造成的。健康人服用一定量的葡萄糖后,血糖浓度暂时性升高,但在2~3小时内血糖浓度又可恢复至正常水平。若因体内存在胰岛素抵抗和(或)胰岛素分泌不足时,口服一定量的葡萄糖后,血糖浓度显著升高,而且短时间内不能恢复至正常水平,称为"糖耐量异常"。临床上对症状不明显的患者,可采用葡萄糖耐量试验来判断有无糖代谢异常。所以,通过多次采血监测血糖水平,可以全面了解各时间段血糖的调节功能,从而进行确切的诊断。

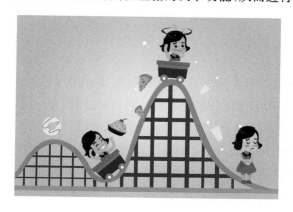

16.什么情况下需要进行葡萄糖耐量试验?

(1)疑似糖尿病,但仅凭临床症状、其他检查无法确诊者。

(2)空腹血糖正常,但尿糖阳性者;有糖尿病家族史,空腹血糖正常,但出现多饮、多食、多尿者。

(3)代谢综合征患者,反复皮肤感染、泌尿系感染者。

(4)有妊娠糖尿病病史或分娩巨大儿的女性。

(5)需检查胰岛功能的糖尿病患者,都有必要进行葡萄糖耐量试验,检查血糖调节情况。

17.做葡萄糖耐量试验时要注意什么?

进行葡萄糖耐量试验时有以下几个注意事项:

(1)发热、感染、创伤、手术、急性心肌梗死、脑卒中等应激情况时应延迟进行葡萄糖耐量试验。另外,空腹血糖大于10 mmol/L者不建议进行该试验,因可能会诱发糖尿病酮症酸中毒。

(2)提前1周需停用升高血糖的药物,如激素类药物、利尿剂、避孕药、三环抗抑郁制剂等。

(3)提前3天正常饮食,每天的糖类不少于200克,避免造成假阳性。

（4）采血前空腹 8～10 个小时，前一晚用过晚餐后，应禁食，避免空腹时间过长造成假阴性。

（5）第一次采血后至最后一次采血期间禁用任何食物，可适当少量饮用纯水，静坐等候，避免剧烈活动。

18.做葡萄糖耐量试验时应该怎样喝糖水？

葡萄糖耐量试验检测前要空腹 8～10 小时，最好在早晨 8 点之前抽取静脉血，然后将 75 克无水葡萄糖粉（儿童按每千克体重给予 1.75 克葡萄糖）溶于 250～300 毫升温水中，于 3～5 分钟内喝下。注意，从喝第一口糖水时开始计时，因为糖水对胃肠有刺激，部分受试者会出现不能耐受，引起恶心、呕吐等，服用前需有充分的心理准备，小口慢咽，不必特别着急喝完，大约在 5 分钟喝完就可以。不要把 75 克糖粉溶到过多或过少的水中，因为有可能造成喝不进去或者引起呕吐。如发生呕吐情况，请及时告知采血人员，根据具体情况判断是否需要重新服用糖水。

19.葡萄糖耐量试验可以用馒头代替糖水吗？

如果受试者不能耐受葡萄糖水，也可选择 100 克面粉做成的馒头（3 两左右）来代替葡萄糖水，从吃第一口饭时开始计时（因为不同人吃饭所需时间是不同的，有快有慢，所以为了统一，要求从第一口进食开始计时）。另外，胃切除术后等患者不适宜做口服葡萄糖耐量试验的，也可采用静脉注射葡萄糖进行糖耐量试验，使用 50％葡萄糖 50 毫升或按每千克体重给予 0.5 克葡萄糖，静脉注射。

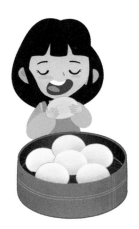

20.餐后 2 小时血糖检测有什么意义?

很多人在体检中只查空腹血糖,如果空腹血糖正常,就觉得自己没有糖尿病。而实际上,糖尿病患者血糖高分为三种情况:第一种为空腹血糖高而餐后血糖正常;第二种为空腹血糖正常而餐后血糖高;第三种为空腹血糖和餐后血糖都高。如果体检只查空腹血糖,那么第二种情况就不会被发现。所以糖尿病高危人群在常规体检中,必要时空腹血糖和餐后 2 小时血糖应一同检查。还有一些糖尿病患者在家只监测空腹血糖,认为空腹血糖水平不会受药物以及食物的影响,空腹血糖正常,那么血糖就得到了控制。而事实却是很多人的空腹血糖正常,但餐后 2 小时水平高。所以糖尿病患者在日常血糖监测中,必要时空腹血糖和餐后 2 小时血糖应一同监测。

21.为什么空腹血糖正常,餐后 2 小时血糖值却是异常的?

出现这种情况,表明此时身体已经出现糖调节受损,患糖尿病的风险较大,应从生活、作息、饮食等方面加以干预,如调整饮食结构及进食量,加强体育锻炼和减脂。按照世界卫生组织颁布的标准,正常人空腹血糖的标准应低于 6.1 mmol/L,餐后 2 小时应低于 7.8 mmol/L。如果空腹血糖大于 7.0 mmol/L,餐后 2 小时血糖大于 11.1 mmol/L,则达到糖尿病诊断标准。而这两个阶段之间,即空腹血糖在 6.1～6.9 mmol/L,或餐后 2 小时血糖在 7.8～11.0 mmol/L,则为糖调节受损。糖调节受损者没有典型的"三多一少"症状(多饮、多食、多尿和体重下降),只能靠血糖检查来发现。所以,建议糖尿病高危人群进行糖尿病筛查时,除空腹血糖外,还应同时检测餐后 2 小时血糖,才能真正有助于早期发现糖尿病及糖调节异常。

22.糖化血红蛋白异常可以诊断糖尿病吗?

糖化血红蛋白(HbA1c)是红细胞中的血红蛋白与血清中的葡萄糖通过非酶反应相结合的产物。形成糖化血红蛋白的非酶反应具有持续、缓慢、不可逆的特点,因此糖化血红蛋白的含量是由过去的而非即时的血糖浓度决定的,与检测前是否空腹、是否注射胰岛素、是否服用降糖药物等因素无关。2011 年世界卫生组织(WHO)建议在条件具备的国家和地区采用糖化血红蛋白诊断糖尿病。在我国,为与 WHO 诊断标准接轨,将 HbA1c≥6.5% 作为糖尿病的补充诊断标准,即当就诊者具有典型的糖尿病症状时,加上 HbA1c≥6.5%,可诊断为糖尿病,如表 2 所示。

表 2　糖尿病诊断标准

诊断标准	静脉血浆葡萄糖或 HbA1c 水平
典型糖尿病症状	
加上随机血糖	≥11.1 mmol/L
或加上空腹血糖	≥7.0 mmol/L
或加上葡萄糖耐量试验 2 小时血糖	≥11.1 mmol/L
或加上糖化血红蛋白	≥6.5%
无糖尿病典型症状者,需改日复查确认	

注:葡萄糖耐量试验为口服葡萄糖耐量试验。典型糖尿病症状包括烦渴多饮、多尿、多食、不明原因体重下降;随机血糖指不考虑上次用餐时间,一天中任意时间的血糖,不能用来诊断空腹血糖受损或糖耐量减低;空腹状态指至少 8 小时没有进食热量。

23.什么情况下需要查电解质?

电解质在人体内对正常生命活动的维持起着非常重要的作用。一旦电解质失衡就会发生四肢无力或抽搐、心律失常等可能危及生命的症状。如出现以下几种情况医生会建议查电解质:

(1)有消化系统疾病或症状者:患者出现呕吐、腹泻的现象时,消化系统中会丢失部分钠和氯,有可能使患者出现低钠、低氯血症,比较常见的是食入变质食物而导致的急性胃肠炎。

(2)长期饮食营养不良者:电解质中的钾、钠、氯、钙等元素,都是靠食物的摄入来补充,如果长期减少摄入,或者有慢性疾病使各元素消耗增加的时候,会导致电解质的紊乱。

(3)身体出现激素水平的异常:如抗利尿激素分泌失调对电解质会有影响;还有肾上腺皮质功能减退患者的盐皮质激素异常时,会引发原发性醛固酮增多,出现低钾血症等。

24.血钾升高一定是身体异常吗?

血钾升高不一定是由于疾病导致的。当钾摄入过多时,比如吃了含钾高的食物、口服补液盐水或者静脉补钾太多,都会导致血钾升高。因为细胞内钾离子的浓度是细胞外的数十倍,所以当标本严重溶血时,红细胞破坏,细胞内的钾离子释放入血液,也会引起血钾假性升高,这时需要重新采血进行检测。

25.血液中钙浓度越高越好吗?

人体内的钙大多分布在骨骼和牙齿中,约占总量的99%,其余1%分布在血液、细胞间液及软组织中,称之为"血钙"。保持血钙的浓度在一定范围内的平衡对维持人体正常的生命活动有着至关重要的作用,血钙过高或过低都不好。血钙的来源有两个:一是通过消化道吸收的钙,二是骨骼中的钙释出。当食物中获取的钙不足,血钙低于正常时,人体的甲状旁腺就会分泌甲状旁腺素。甲状旁腺素具有破骨作用,即将骨骼中的钙释出,借以维持正常的血钙水平,所以甲状旁腺功能正常的人,血钙基本上都是正常的,但是并不代表骨骼中的钙也是正常的。临床化学检查的是血液中的钙,不建议作为是否缺钙的诊断依据。持续的缺钙、持续的低血钙或骨钙持续释出,会导致患者腰酸背痛、骨质疏松、骨质增生、骨折。然而有些疾病还会引起血钙异常升高,如原发性、继发性甲状旁腺机能亢进、肿瘤相关性和维生素D中毒等会引起高钙血症。所以当看到血钙结果升高时,先不要认为自己不缺钙,而应结合自身情况完善甲状旁腺激素、肿瘤指标、维生素D等项目的检查,排除病理性血钙升高。

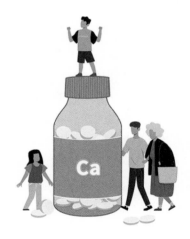

26.什么是24小时尿液标本,应该怎样留取?

24小时尿液标本是指需要留取24小时的尿液。早晨整点(如7点)时排空膀胱,此次尿液弃之不要,并开始计时。此后排出的尿液全部收集于一个大的洁净容器内(如干净的痰盂、广口瓶等),并在第一次留取尿液后根据所查项目选择是否加入防腐剂。第二天早晨整点（如 7 点，与前一日选择相同时间）时，无论有尿意与否，要再次排空膀胱，此次尿液全部排入容器中。之后混匀标本，准确量取全部尿液的尿量体积（精确到毫升），从中量取约 5 毫升尿液于洁净干燥的容器内尽快送检。没有条件的患者可以将全部 24 小时尿液带到医院，由检验医师协助称量、取样。

27.为什么要留 24 小时尿，它和随机尿有什么区别？

随机尿不受时间限制，随时可以留取，因此尿液部分物质会根据饮水多少、饮食、运动等影响因素而变化，而 24 小时尿可以全面反映机体一天内的整体水平，排除短时应激因素的影响。如要精确地测出机体内某一物质的代谢情况，则需留取 24 小时尿液。

28.淀粉酶增高是怎么回事？

淀粉酶可分为两种类型，胰腺型（P 型）和唾液型（S 型）。P 型几乎只有胰腺分泌，因此具有器官特异性。S 型可来源于多个部位，除了唾液腺分泌外，也可见于泪腺、汗腺、人类乳汁、羊水、肺脏、睾丸和输卵管中。目前，既可检测总淀粉酶，也可检测胰腺型淀粉酶，通过指标变化协助诊断胰腺疾病与某些非胰腺疾病，判断病情的发展。胰腺疾病包括急性胰腺炎、慢性胰腺炎、胰腺癌等，非胰腺疾病包括腮腺炎、巨淀粉酶血症、消化性溃疡穿孔和胆囊炎等。

29.血清淀粉酶正常可以排除胰腺炎吗？

血清淀粉酶正常不能排除患有胰腺炎的可能。在胰腺炎发病 6～12 小时内，血清淀粉酶开始升高，18 小时后开始下降，持续 3～5 天。淀粉酶的高低并不一定能反映病情的严重程度，如出血坏死型胰腺炎，淀粉酶可以正常或低于正常值。此外，消化性溃疡穿孔、胆石症、胆囊炎、肠梗阻等急腹症，也会引起血清总淀粉酶升高，但不会超过正常值的两倍。因此，还需要根据病史、典型的临床表现和实验室检查等联合诊断胰腺炎。

30.为什么要空腹采血，什么是合格的空腹状态？

空腹采血，指禁食 8 小时后进行采血。一般在早晨起床后，进食早餐、服药前采血，期间若感到口渴，可少量饮用 50～100 毫升（1～2 口）纯水。应避免白天空腹时间过长后采血，因为白天人体生理状态较夜间会发生变化，尤以内分泌激素变化为主。空腹采血的原因主要有：

（1）检验项目的参考范围是以健康人空腹状态下检测结果为主要依据，再通过统计学分析计算所得。

（2）人体进食后，血液中的有些物质含量会发生变化，如葡萄糖、脂类、蛋白、无机离子等，此时检测得到的结果不仅无法反映机体的真实情况，还会对疾病判断产生误导。

（3）人体进食30分钟后血液呈乳糜状。鉴于目前生化及免疫检测方法多为比色法、比浊法，通过比对血清的颜色和浊度得到检测结果，所以生化、免疫项目多会受到乳糜血不同程度的影响，从而造成检测结果不准确。

31.溶血是什么原因造成的？

溶血是指由于各种原因导致红细胞破裂，造成血红蛋白逸出的一种现象。标本溶血后可能会导致检验结果不准确，必要时应重新采血。采血针口径过小、抽血速度过快、采血点选择不当、止血带使用过久、采血管未充满、采血后过度混摇、运输过程中过度震荡等，都会造成溶血。

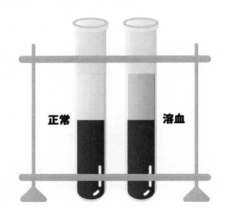

32.什么项目会受到溶血干扰？

许多物质在细胞内外的含量是差异很大的，如果红细胞破坏后，细胞内的这些物质就会释放到细胞外，使血清中的含量显著增高，进而使这些检测指标的结果升高，如丙氨酸氨基转移酶（ALT）、天门冬氨酸氨基转移酶（AST）、乳酸脱氢酶（LDH）、钾离子（K）等。

受检测方法的限制，如细胞内含有的酶释放入血后会参与到某物质的检测过程中,从而造成该物质结果受干扰,或者细胞内有色物质释放到血液中在特定波长影响某些项目的吸光度,都可以使检测结果不准确,如肌酸激酶同工酶(CK-MB)、肌酸激酶(CK)、碱性磷酸酶(ALP)等。若是因为溶血引起的指标升高,不必过于紧张,只需重新采血检测即可。

33.脂血会对检验结果产生什么影响?

抽血后静置一段时间,会发现漂浮有一层黄白色的物质,这就是血脂,成分以甘油三酯为主。如果血脂过高引起仪器无法正常检测,则一般会被认为是严重脂血。导致这种情况的常见原因是饮食没有控制,如进食了过于油腻的食物。这类患者如果调整饮食后再来复查,会发现血液中甘油三酯含量显著下降。但是,还有部分脂肪代谢异常的患者进行饮食控制以后甘油三酯水平依旧没有降低,这时可以考虑服用药物来帮助控制血脂。

总之,一旦发生脂血就说明血脂已经比较高,应该尽快到医院就诊。脂血的成分主要包括甘油三酯、胆固醇等,这些脂类物质使血液浑浊。不同的脂类因颗粒大小不同、类型不同,在血液中会呈现不同的浊度和颜色,从而影响光的透射和散射。因此,脂血会对采用以光传导为基本原理的生化检测产生干扰,而目前生化检测主要方法为比色法或比浊法,所以脂血会导致多项检验结果不准确。

34.什么是"危急值",会危及生命吗?

"危急值"是指某项或某类检验异常结果,而当这种检验异常结果出现时,表明患者可能正处于有生命危险的边缘状态,临床医生需要及时得到检验信息,迅速对患者进行有效的干预或治疗,就可能挽救患者生命,否则就有可能出现严重后果,危及患者生命安全。医院会有危急值管理制度,详细规定了"危急值"范围、上报流程和上报时间,最大程度挽救患者生命。

35.为什么有时检测结果会提示"低于检测下限"?

有些检验项目会受到方法学限制,只能确保在一定浓度变化范围内结果的准确,且变化范围内浓度最大值和最小值之间呈线性关系。所以一旦超出线性范围,测定结果数值将不再准确。在排除因干扰物质等其他原因造成结果过高或过低后,往往以"低于检测下限"或"高于检测上限"体现在报告单上。

36.超出参考范围的结果就一定异常吗?

参考区间即参考范围,是指从参考下限到参考上限的范围,通常是采用剔除离群值后的健康人群中间95%范围,而并非100%的数值。在临床检验项目中,往往会因种族、年龄、性别、生长发育等因素的差异而导致参考区间的不同,另外参考区间还会受人群所在地域、经济水平、生活习惯及饮食结构等诸多因素的影响。所以,我们往往会听到医生说结果比参考范围高一点或者低一点没关系,视具体情况可选择定期复查。

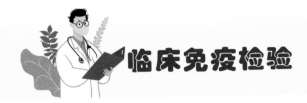

临床免疫检验

1.怀疑得了乙型肝炎,可以选择哪些检测项目?

乙型病毒性肝炎(简称"乙肝")是一种由乙型肝炎病毒(HBV)引起的肝脏疾病。该病毒属嗜肝 DNA 病毒科,具有较强的传染性,如果未得到及时有效地治疗,部分患者可能会转为慢性活动性肝炎,继而发展为肝纤维化、肝硬化甚至肝癌。临床用于确诊乙肝病毒感染的实验室检测项目主要包括免疫学(HBV抗原和抗体)检测和分子生物学(HBV DNA)检测。

乙肝病毒感染免疫学检测指标包括表面抗原(HBsAg)、表面抗体(抗-HBs或 HBsAb)、e 抗原(HBeAg)、e 抗体(抗-HBe 或 HBeAb)和核心抗体(抗-HBc或 HBcAb)简称为"乙肝五项",是常用 HBV 感染的检测指标,可间接反映被检者体内 HBV 水平及机体的免疫反应情况,粗略评估病毒水平。乙肝五项检测分为定性和定量两种,定性检查只能提供"阴性"或"阳性"结果,定量检查则可提供各项指标的精确数值,对乙肝患者的监测、治疗评估和预后判断等方面有更重要的意义,动态监测可作为临床医师制定治疗方案的依据。除以上五项指标外,抗 HBc-IgM、PreS1-Ag 及 PreS2-Ag、PreS1-Ab 及 PreS2-Ab 也逐步应用于临床,作为 HBV 感染、复制或清除的指标。

乙肝五项检测并不能直接判断病毒在体内是否复制。乙肝 DNA 检测是利用分子生物学方法特异性扩增病毒片段,体内即使存在低水平的 HBV 病毒也能检出,特异性强、灵敏性高,是检测乙肝病毒、判断病毒复制情况的有效手段。HBV-DNA 检测数值越高,代表病毒含量相对更多,复制更活跃,传染性更强。

2.免疫相关检测项目中的"Ag"和"Ab"分别代表什么?

"Ag"是抗原(Antigen)的缩写,是指所有能诱导、激发和启动免疫应答的物质,引起抗体的产生。抗原可来自外界环境,也可来自人体或自身。

"Ab"是抗体(Antibody)的缩写,是指免疫系统在抗原的刺激下,由 B 淋巴细胞增殖分化为浆细胞产生的一类能与相应抗原发生特异性结合的免疫球蛋白。抗体主要分布在血清内,也分布在组织液、黏膜、外分泌液及某些细胞膜表面。抗体的主要功能是识别并特异性结合抗原,可中和毒素、阻止病原体入侵。

3.为什么新生儿乙肝表面抗原结果会出现阳性?

如果新生儿乙肝表面抗原(HBsAg)结果是阳性,可能与以下三种情况有关:

(1)当母亲为乙肝患者时,母亲体内的乙肝病毒在妊娠和分娩过程中传播给胎儿或新生儿,引起乙肝病毒的感染,所以新生儿 HBsAg 阳性。

(2)新生儿在出生 24 小时内通常会接种乙肝疫苗,疫苗与检测的 HBsAg 可能存在少量共同的交叉抗原位点,所以能检出 HBsAg,随着体内乙肝抗体转换,HBsAg 逐渐消失,新生儿出生 2 周后基本变为阴性,该种情况可称为"假阳性"。

(3)样本因素。胎儿新生儿高胆红素血症的样本可能会导致 HBsAg 检测出现"假阳性"。

4.母亲是乙型肝炎患者,会把病毒传递给新生儿吗?

胎盘是胎儿与母体之间物质交换的重要器官,是人类妊娠期间由胚胎胚膜和母体子宫内膜联合长成的母子间组织结合器官。胎儿在子宫中发育,依靠胎盘从母体取得营养,但双方保持一定的独立性。胎盘屏障是胎盘绒毛组织与子宫血窦间的屏障,绒毛膜内含有脐血管分支,从绒毛膜发出很多大小不同的绒毛,这些绒毛分散在母体血之中,吸收母亲血液中的氧和营养成分,同时排泄代谢产物。

乙肝五项标志物分为抗原和抗体两类,母亲体内的抗原和抗体是否能透过胎盘屏障进入胎儿体内,取决于分子量大小、孕妇乙肝病毒的感染状态及病毒含量。乙肝表面抗原(HBsAg)分子量较大,最不容易透过胎盘屏障进入胎儿体内,乙肝病毒 e 抗原(HBeAg)部分可透过胎盘屏障进入胎儿体内;乙肝表面抗体(HBsAb)、乙肝病毒 e 抗体(HBeAb)、乙肝病毒核心抗体(HBcAb)三种抗体的分子量较小,均可以透过胎盘屏障进入胎儿体内。因此,如果母亲是乙肝患者,新生儿可能会出现乙肝病毒 e 抗原、乙肝病毒 e 抗体、乙肝病毒核心抗体一项或几项指标阳性结果的情况。

5.乙肝病毒会通过共同进餐传染吗?

乙肝的传播途径主要包括母婴传播、血液传播和性接触传播三种,并不通过消化道传播。因此,跟乙肝病毒感染者共同就餐,在正常情况下获得感染的概率很小。但如果存在以下情况,如双方同时有口腔黏膜和消化道黏膜破损及出血、长期交叉使用餐具、接触者免疫力低下等,传染的概率会增加。另外,乙肝患者的唾液中可能含有乙肝病毒,因此,用餐时建议使用公筷公勺,或者分碗、筷就餐,并且餐具用后要及时消毒。

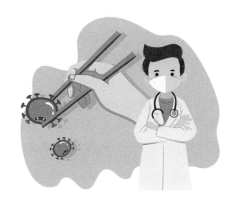

6."乙肝表面抗体"阳性是好是坏?

乙肝表面抗体(抗-HBs 或 HBsAb)是乙型肝炎病毒表面抗原(HBsAg)刺激人体免疫系统后产生的一种保护性抗体,可中和 HBsAg,具有保护人体免受乙型肝炎病毒感染的能力。抗-HBs 也是乙肝疫苗接种后产生的一种保护性抗体,可以保护机体抵御乙肝病毒感染,预防乙型肝炎的发生。如果乙肝表面抗体阳性,需要结合"乙肝五项"中其他四项指标进行分析,常见以下两种情况。

(1)如果抗-HBs 单独为阳性,其他四项均为阴性,见于乙肝疫苗接种后,产生保护性抗体,提示免疫接种成功。

(2)如果抗-HBs 阳性,抗-HBe 和抗-HBc 同时阳性或仅抗-HBc 阳性,两项抗原(HBsAg 和 HBeAg)均为阴性,且 HBV DNA 阴性,提示患者曾经感染或隐性感染过乙肝病毒,机体已产生相应抗体,病毒逐渐被清除,为患者预后良好甚至痊愈指标之一。

7.哪些人群需要接种乙肝疫苗?

如果乙肝五项各项结果均为阴性,说明人体对乙肝病毒没有免疫力,此时建议接种完整流程的乙肝疫苗(第一次注射后,满 1 个月和 6 个月分别接种第二次和第三次,共 3 针)。如果以前接种过乙肝疫苗,随着时间推移,乙肝表面抗体会逐渐减少,低浓度的抗体缺乏足够的保护性,此时需接种一剂加强针。

以下四类人群感染乙肝的风险比较高,称为"高危人群",需要及时注射乙肝疫苗。

(1)医务工作者,在工作中经常要和患者密切接触,有可能会接触到患者的体液和血液,所以要接种乙肝疫苗。

(2)器官移植者或者使用免疫抑制剂的患者,免疫力比较低,容易感染乙肝病毒。

(3)血液透析患者和反复输血患者,经常和血制品接触,所以要肌注乙肝疫苗进行保护,免受乙肝病毒的感染。

(4)所有的新生儿按国家要求应免费接种乙肝疫苗。

8.乙型肝炎"大三阳"和"小三阳"患者有什么不同?

"大三阳"是指乙肝表面抗原、乙肝 e 抗原和乙肝核心抗体同时阳性,为乙肝病毒完整存在的经典模式;"小三阳"是指乙肝表面抗原、乙肝 e 抗体和乙肝核心抗体同时阳性,一般为乙肝病毒"大三阳"后期的转变形式。

"大三阳"与"小三阳"的传染性不同。通常情况下,"大三阳"多伴有乙肝病毒脱氧核糖核酸(HBV DNA)阳性,此时患者体内的乙肝病毒复制活跃,具有较强的传染性,而"小三阳"患者通常体内病毒载量较低,传染性相对较弱。

"大三阳"和"小三阳"只是反映了乙肝患者的免疫学状态,并不能单纯依靠此结果来判断病情的严重程度,而应结合肝功能、HBV DNA、腹部超声等综合分析,及时发现病情变化,从而及时调整治疗方案。

9.为什么没有肝炎的症状和体征,但乙肝 e 抗体和核心抗体结果是阳性?

乙肝 e 抗体(HBeAb)阳性常见于急性乙肝、慢性乙肝患者、无症状携带者及既往感染者,该抗体阳性说明乙肝病毒复制不活跃。乙肝核心抗体(HBcAb)阳性常见于急性肝炎窗口期、慢性乙肝患者、无症状携带者以及既往感染者。如果体检者没有肝炎症状和体征,在其他相关检查均正常的前提下,HBeAb 与

HBcAb 结果均为阳性,常见于曾经接触过乙肝病毒,机体免疫系统清除病毒后产生了相应的抗体,所以感染者没有肝炎症状和体征。

10.乙肝病毒前 S1 抗原检测有什么意义?

乙型肝炎病毒前 S1 抗原(HBV-PreS1Ag)位于乙型肝炎病毒(HBV)外膜蛋白上,与 HBV 的感染、复制密切相关。HBV-PreS1Ag 往往在乙肝感染的早期出现,可作为乙肝早期诊断的指标之一。患者 HBV-PreS1Ag 检测结果阳性说明病毒复制比较活跃,传染性比较强。如果患者 HBV-PreS1Ag 检测结果转为阴性,往往提示乙肝病毒的清除或者病情好转,且越早转阴提示预后越好。

11.丙肝的实验室诊断指标有哪些?

丙型肝炎简称"丙肝",是由丙型肝炎病毒(HCV)引起的病毒性肝炎,主要传播途径为血液传播、性接触传播和母婴垂直传播。患者感染丙肝后自觉症状很少,容易转为慢性肝炎并发展成肝硬化、肝细胞癌等。患者感染后如果及时就诊,丙肝可以治愈。丙肝目前呈全球性流行,全世界范围内有 1.8 亿以上 HCV 携带者。

如果患者感染丙肝病毒,血液中最早出现的是丙肝病毒核糖核酸(HCV RNA)与丙肝核心抗原(HCV-cAg),因此,以上两个指标可用于丙肝病毒感染的早期诊断。当慢性丙肝处于活动期时,HCV RNA 和 HCV-cAg 检测多为阳性;当丙肝治愈或慢性丙肝静止期,HCV RNA 和 HCV-cAg 检测为阴性。丙肝病毒感染刺激机体产生丙肝抗体(抗-HCV),抗-HCV 检测"窗口期"3 个月左右,不论患者治愈还是转为慢性丙肝,该抗体长期甚至终身存在。因此,HCV RNA、抗-HCV 和 HCV-cAg 检测是目前常用的丙肝实验室诊断指标。

12.抗丙型肝炎病毒抗体阳性时需要治疗吗?

不一定。丙型肝炎是由丙型肝炎病毒(HCV)引起的病毒性肝炎,丙肝抗体(抗-HCV)是感染丙肝病毒的常用标志物。抗-HCV 滴度较低,虽然能诱导免疫应答的产生,但在多数情况下不足以诱导有效的病毒清除反应。不论感染者治愈还是转为慢性丙肝,抗-HCV 在体内长期甚至终身存在。因此,如果体检时发现单独抗-HCV 阳性,尚不能判断该体检者为现症丙肝患者,还是曾经感染丙肝现已治愈,应结合其他试验指标(HCV RNA、HCV-cAg 和肝功能等)、临床症状及体征、感染史等综合分析诊断体检者是否为现症丙肝患者,并给出相应处理方案。

13.抗甲型肝炎病毒抗体阳性意味着得了甲肝吗？

甲型肝炎是由感染甲型肝炎病毒（HAV）引起的肝脏炎症病变，为传染性疾病。主要传播途径为粪口传播，病毒可随患者粪便排出体外，污染水、食物、海产品（如毛蚶）等。甲型肝炎可通过接种疫苗进行预防。

检测血清中的 HAV 抗体是诊断 HAV 感染的主要手段之一，一般包括抗-HAV-IgM、抗-HAV-IgG 两种抗体类型。患者感染 HAV 后血液中最早出现的是 IgM 抗体，发病后约 1 周可检出。IgM 抗体阳性是早期感染的指标之一，结合患者临床症状及体征、传染病史及其他检测指标（如肝功能），可进行甲型肝炎的诊断。IgG 抗体一般在急性感染 3～12 周出现，维持时间较长，可终生存在，可以保护机体免于 HAV 感染，是既往感染或接种疫苗后成功免疫的一个指标。

因此，单独抗甲型肝炎病毒抗体阳性，不能诊断患者为甲肝，应由临床医生根据甲型肝炎病毒检测报告中抗体类型（抗-HAV IgM 和抗-HAV IgG）、患者临床症状及体征、传染病史及其他检测指标（如肝功能、B 超等）进行综合分析判断。

14.戊肝病毒感染有哪些常用的检测指标？

戊型肝炎简称"戊肝"，是全球最主要的病毒性肝炎之一，由戊型肝炎病毒（HEV）感染引起的肝脏炎症。HEV 为无包膜的球状颗粒，是一种单股正链 RNA 病毒，主要传播途径为粪口传播，不洁饮食是导致感染的关键因素。大量证据表明戊肝是一种人畜共患疾病，猪是 HEV 的最主要动物宿主，同时也是人类戊肝的重要传染源。

戊肝多数表现为急性自限性肝炎，其症状与甲型病毒性肝炎类似，但症状更重，病死率更高。戊肝的严重程度随着年龄的增加而增加，总病死率为1%～3%。若孕妇患有戊肝，病死率相应升高。戊肝潜伏期为 15～75 天，临床表现与其他急性肝炎相似。患者具有较典型的急性病毒复制和血清学过程，即感染后首先可在粪便、血清中检出 HEV RNA，在感染 2～4 周后血清中可检出特异性 IgM 抗体和 IgG 抗体，在急性期后 IgM 抗体消退，而 IgG 抗体长期持续存在。因此 HEV 核酸检测和病毒特异性抗体检测是目前戊肝实验室诊断的主要依据。

15.如果怀疑 EB 病毒感染,可以检测哪些项目?

EB 病毒是疱疹病毒科嗜淋巴细胞病毒属的成员,基因组为 DNA。EB 病毒具有在体内、外专一性地感染人类及某些灵长类 B 细胞的生物学特性,主要传播途径为经口传播,约 95% 的成人曾经感染过此病毒,并可在体内长期存在。EB 病毒感染与鼻咽癌、伯基特淋巴瘤、霍奇金淋巴瘤、免疫功能低下或缺陷性 B 淋巴细胞恶性肿瘤等疾病发生有关。

EB 病毒侵入人体后可表达多种特异性抗原,包括病毒衣壳抗原、早期抗原和核抗原等,检测上述抗原相应的抗体,是辅助诊断 EB 病毒感染引起相关疾病的指标之一。EB 病毒抗体检测项目有很多种,较常见的是以下几种 IgG 和 IgM 抗体。

衣壳抗原 IgM 抗体,阳性提示机体为急性感染;衣壳抗原 IgG 抗体,用于反映人体免疫状态;早期抗原 IgG 抗体,是复发感染的指标;核抗原 IgG 抗体,在 EB 病毒感染后可长期存在,甚至持续终身,与前面三种抗体联合检测可用于感染时相的辅助诊断。

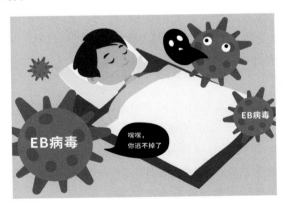

16.备孕期或怀孕期女性建议做哪些病原体检测?

备孕期或怀孕期女性应进行一些传染性疾病检测,如乙肝、丙肝、梅毒、艾滋病等,这些疾病的病原体均可通过母婴垂直传播感染新生儿。如果母亲为感染者,必须及时治疗或采取干预措施,经专业医生评估安全后,方能降低新生儿感染概率,生育健康宝宝。因此,备孕期或怀孕期女性,应进行乙肝、丙肝、梅毒、艾滋病常规筛查项目的检测。

还有部分病原体,正常人群即使感染,对健康影响很小甚至不会影响健康。

但如果怀孕期女性感染就可能导致先天性宫内感染及围产期感染，容易引起胎儿畸形。这些病原体包括弓形虫（Toxoplasma）、其他相关病原微生物（如梅毒螺旋体、带状疱疹病毒等）、巨细胞病毒（Cytomegalo Virus）、风疹病毒（Rubella Virus）和单纯疱疹病毒（Herpes Virus）Ⅰ/Ⅱ型。取上述病原体的首字母，组成"TORCH"，这是女性备孕、怀孕期另一个常规检查项目。

TORCH 试验一般包括上述五种病原体的 IgM 和 IgG 检测。通过对病原体特异性抗体进行联合检测，可辅助临床医生判断病毒感染情况，从而制定相应的治疗方案。

17.怀疑病原体感染时为什么常常同时检测 IgM 和 IgG？

病原体感染机体时，相应抗原刺激免疫系统产生抗体应答，即产生免疫球蛋白（Ig），其中 IgM 最早出现，IgA 次之，IgG 最后。病原体 IgM 和 IgG 是确证病原体是否感染常用的免疫球蛋白类型。IgM 是最早合成和分泌的抗体，也是初次体液免疫应答中最早出现的抗体，但较短时间内浓度降低，直至消失。因此，如果血清中检出 IgM，提示新近发生感染，可用于感染的早期诊断。

免疫球蛋白 IgG 是血清中主要抗体成分，约占血清中免疫球蛋白总含量的75%。在初次免疫应答中，体内存在最持久、最重要的抗体；再次感染免疫应答中的主要抗体，也是唯一可通过胎盘的抗体。病原体 IgG 阳性常看作是既往感染的指标。

涉及病原体感染筛查实验时 IgM 和 IgG 应同时检测，单独 IgM 阳性不能充分证明近期感染，因部分人群感染后 IgM 可持续存在数年，因此单纯病原体 IgM 阳性不能诊断，需要同时结合 IgG 结果进行判断。如果病原体 IgM 和 IgG 抗体同时阳性，或特异性 IgG 抗体由阴性转为阳性或抗体滴度恢复期较急性期4 倍及以上升高，均可作为病原体现症感染确诊的免疫学证据。

18.怀孕期女性 TORCH 试验结果阳性有什么风险？

不同病原体感染、不同孕周，病原体对胎儿的影响不同。母亲孕期感染弓形体可严重影响胎儿健康，造成出生缺陷。在孕早期感染细小病毒 B19 可引起流产，较少会出现先天性畸形。孕妇感染风疹病毒后可通过胎盘感染胎儿，导致流产、胎儿畸形、发育迟缓以及先天性风疹综合征等。孕妇风疹感染越早，胎儿发病风险也越高。巨细胞病毒在孕早期感染可引起流产，在孕中晚期感染可引起胎儿生长迟缓、肝脾肿大、溶血性贫血等。单纯疱疹病毒在孕早期感染可导致流产或胎儿畸形。

但并不是所有阳性结果都意味着风险。比如风疹病毒在孕早期感染风险最大,怀孕 6 个月之后,风险几乎降为零。所以,当备孕期或怀孕期女性,发现 TORCH 检测某项结果为阳性时,应进一步咨询医生,结合临床体征及病史综合评估是否需要治疗,以及是否会影响胎儿的健康。

19.可以通过检测 25-羟基维生素 D 判断身体是否缺钙吗?

维生素 D 为类固醇衍生物,属脂溶性维生素,主要用于促进身体对钙的吸收,可简单理解为维生素 D 可以促进人体内的钙沉积到骨骼并促进生长发育。维生素 D 主要在肝脏中转换生成具有活性的 25-羟基维生素 D(具有活性的维生素 D 才是身体可以利用形式)。所以,25-羟基维生素 D 的含量可以作为间接判断体内钙吸收率的指标之一。

如果只靠检测血液中 25-羟基维生素 D 的数值变化来判断缺钙是不准确的,还应结合患者年龄、临床体征以及其他检查(如骨密度检查等)进行综合判断。

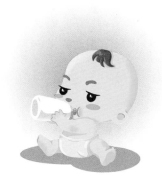

20.梅毒螺旋体的实验室诊断方法有哪些?

梅毒螺旋体是引起梅毒的病原体,又称"苍白螺旋体"。梅毒是一种性接触传播性疾病,人是其唯一传染源。

梅毒的实验室诊断包括病原学和血清学(抗体)检测两大类。一类是病原学检查,可以通过暗视野显微镜、直接免疫荧光等方法检测患者是否存在梅毒螺旋体,其特异性强,结果可靠,是诊断梅毒最直接有力的证据,但此类试验敏感性低,实验要求高,一般实验室无法开展。另一类是血清学(抗体)检测,主要为梅毒非特异性抗体(反应素)试验和梅毒特异性抗体试验。前者包括快速血浆反应素试验、性病研究实验室玻片试验、甲苯胺红不加热血清试验(TRUST)等检测方法,一般用于梅毒初筛和疗效观察;后者包括酶联免疫吸附试验(ELISA)、化学发光免疫分析(CLIA)、明胶颗粒凝集试验(TPPA)、荧光螺旋体抗体吸收试验等检测方法,常用于梅毒的确诊。感染过梅毒的患者即使治愈,特异性抗体仍能长期存在,甚至终身不消失。目前,血清学(抗体)检测成为梅毒早期发现和诊断的常用方法。

21.TRUST 结果阳性一定是感染了梅毒吗?

不一定。甲苯胺红不加热血清试验(TRUST)常用来检测梅毒螺旋体非特异性抗体,主要用于梅毒患者的辅助诊断、疗效观察、复发或治愈后再感染的监测。由于检测的抗体不具有特异性,一些非梅毒的患者,如风湿病、红斑狼疮、传染性单核细胞增多症等患者体内可存在一定的共同抗体与之发生交叉反应,这些患者可短暂或长期地存在假阳性反应。此外,少部分孕妇、老年人、吸毒人员存在一定生物学假阳性反应。因此,TRUST 结果阳性不一定是感染梅毒。TRUST 检测结果以滴度形式报告,一般来说,经过规范治疗后,患者滴度降低直至消失。但少部分患者虽经治疗,其结果仍会长时间维持在低滴度水平(一般≤1∶8),这类情况需结合临床判断是否需要定期复查或治疗。

22.HIV 实验室检测结果为阴性,一定可以排除艾滋病吗?

艾滋病,专业名称为获得性免疫缺陷综合征,是一种危害性极大的传染病,由感染艾滋病病毒(HIV)引起。该病毒为 RNA 病毒,分为 HIV-1 型和 HIV-2 型两种,在我国以 1 型为主。HIV 以人体免疫系统中 $CD4^+T$ 淋巴细胞为主要攻击目标,感染后大量破坏该细胞,使人体丧失免疫功能,诱发各种机会性感染、恶性肿瘤和中枢神经系统病变的综合性疾患,病死率较高。HIV 在人体内潜伏期平均为 8~9 年,在潜伏期内,感染者可没有任何症状,一般不会影响工作和生活。感染 HIV 后,尚未发展到艾滋病阶段的个体称为"HIV 感染者",发展到艾滋病阶段的患者称为"艾滋病患者"。

HIV 感染的诊断离不开实验室检测,主要包括 HIV 抗体(含抗原)筛查试验、HIV 抗体确证试验和 HIV 核酸检测(定性或定量)。目前的医疗检测机构多为艾滋病筛查实验室,开展 HIV 抗体和抗原筛查试验。筛查试验阴性结果有两种可能:一是受检者没有感染 HIV,是健康人群;二是机体虽感染

HIV,属于极早期,血液中抗原和抗体的浓度很低,尚无法检出。如果发生HIV感染暴露情况,建议暴露当天、1个月、3个月分别进行HIV筛查试验,当1个月结果为阴性时,大部分可排除感染;3个月仍为阴性,基本排除HIV感染。

23.实验室得到HIV筛查试验可疑结果,应如何处理?

目前医疗检测机构多为艾滋病筛查实验室,开展HIV抗体和抗原筛查试验,检测灵敏度高。当体检者HIV筛查试验结果不是阴性时,需要体检者到HIV确证实验室进一步检测,确证实验包括HIV抗体确证试验和HIV核酸检测(定性或定量)。专业医生根据确证实验的结果,结合患者症状、体征以及是否有HIV感染暴露史,综合分析体检者是否为HIV感染者并确定下一步处理方案。

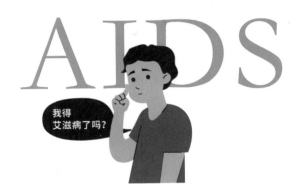

24.幽门螺杆菌抗体分型检测有什么意义?

幽门螺杆菌(Hp)是一种螺旋形、微厌氧、对生长条件要求十分苛刻的细菌。幽门螺杆菌感染可引起胃炎、消化道溃疡、淋巴增生性胃淋巴瘤甚至胃癌等疾病。幽门螺杆菌分为Ⅰ型和Ⅱ型两种菌株,不同的菌株毒性不同,对人体的危害也不同,所以进行幽门螺旋杆菌抗体分型检测可避免不必要的治疗,同时也能避免抗生素的滥用。Ⅰ型菌株毒性强、危害大,患者感染后需要进行彻底的根治;Ⅱ型菌株毒性小,不会造成严重的危害,有些患者没有明显的症状甚至无反应,可不必进行根治。

Hp抗体分型试验用于检测人血清中多种幽门螺杆菌IgG抗体,分别对应细胞毒素相关蛋白A(CagA)、细胞空泡毒素A(VacA)91 kD、细胞空泡毒素A(VacA)95 kD、尿素酶A(UreA)30 kD和尿素酶B(UreB)66 kD。CagA可导致胃壁细胞出现严重的炎症反应,是加速萎缩性胃炎发展和癌变的重要因子。空泡毒素 VacA(91 kD)/VacA(95 kD)被称为"多功能毒素",是幽门螺杆菌重要毒力因子之一,与消化性溃疡有相关性。UreA(30 kD)/UreB(66 kD)是 Hp 尿素酶的两个亚基,在 Hp 定植方面发挥重要作用,也是感染的重要依据。

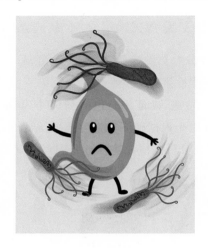

25.幽门螺杆菌抗体分型检测结果阳性与胃病有关吗?

如果幽门螺杆菌抗体分型检测结果有阳性,说明胃内存在幽门螺杆菌,但不一定会有胃部疾病的临床表现。

通常情况下,Ⅰ型幽门螺杆菌致病性强,和消化性溃疡、胃癌等相关。Ⅱ型幽门螺杆菌致病力较弱,一般表现为轻微消化不良或者不引起临床症状。因此,如果幽门螺杆菌抗体分型检测有阳性结果,临床医生会根据检测报告、临床体征及症状、其他相关检查和家族史等综合分析,提出是否需要进一步诊治的建议。

26.食入物变应原 IgG 抗体检测有什么意义?

食入物变应原俗称"食物不耐受",发生过程为免疫系统将进入人体内的某种或多种食物当成"有害物质",从而产生过度的保护性免疫反应,产生食物特异性免疫球蛋白 G 抗体与食物颗粒形成免疫复合物,可表现为身体各系统的慢性症状与疾病。

通过食入物变应原 IgG 抗体检测,可以提示 IgG 抗体阳性所对应的食物与慢性疾病发生发展之间的相关性,为一些存在久治不愈的慢性症状患者提供新的治疗途径。适当规避不耐受食物的摄入,可起到预防疾病的作用。

27.哺乳期妈妈进食了不耐受的食物,会对婴儿产生哪些影响?

研究表明,处于哺乳期的妈妈如果进食了不耐受的食物,再用母乳喂养婴儿时,婴儿湿疹发病率升高。不耐受的食物如鸡蛋、牛奶等大分子蛋白质可刺激母体产生相应的特异性抗体,抗体通过乳汁传递给婴儿,导致婴儿出现相应症状。当妈妈规避不耐受食物,进行饮食调整后,婴儿湿疹发病率有所下降,提示母亲进食敏感食物可能是婴儿湿疹高发的诱因。不耐受食物是通过实验室检测判断的,因人而异,并非通过主观猜测判定。

28.食入物变应原 IgG 抗体阳性,意味着这种食物不能吃吗?

不一定,需要根据检测结果及症状调整饮食。一般来说,通过禁食或少食不耐受食物,可以防止过敏性疾病的发生。值得注意的是,不耐受食物并不是终身不能食用的,在经过恰当饮食调整,相关症状已经消失的情况下(一般为3～6个月),可以尝试重新将此食物纳入日常饮食之中,并随时关注身体变化来保证健康。

若过敏反应症状严重,应尽量避免 IgG 检测呈阳性的食物摄入,寻找营养替代品。如果有多种食物检测结果为阳性,在饮食中要按照从重向轻的原则进行规避。需要注意的是,如果对某种食物忌食,那么对含有这种食物成分的食品也需要忌食。

不同于 IgE 抗体介导的急性过敏,食物不耐受是一个动态变化过程。临床上可以通过3～6个月的饮食调整,结合复查的结果及症状好转情况,判断之前检测阳性食物是否可以重新纳入饮食之中。

29.过敏原特异性免疫球蛋白 E 升高会出现过敏症状吗?

不一定。过敏原特异性免疫球蛋白 E(IgE)常引起速发型过敏反应。由过敏原特异性 IgE 介导的过敏分为两步:致敏和过敏。过敏原首次进入人体时,机体免疫系统分泌针对该过敏原的特异性 IgE,并随血液循环到全身各处,过敏原特异性 IgE 抗体以 Fc 段与肥大细胞和嗜碱性粒细胞表面的 Fc 受体结合,形成致敏过程,这时血清中可以检测出特异性 IgE,但机体尚未表现出过敏症状。当患者再次接触到相同过敏物质时,过敏原与致敏细胞上 IgE 特异性结合使之脱颗粒,释放和合成活性介质的,导致细胞脱颗粒,释放颗粒内储存的介质(如组胺、激肽原酶等),并能新合成一些活性介质(如白三烯、前列腺素和血小板活化因子等),使机体出现过敏症状。一般来说,过敏原特异性 IgE 浓度越高,提示致敏程度越高,发生过敏症状的可能性也越大。

30.为什么患者有过敏症状,而过敏原特异性 IgE 检测结果是阴性?

患者有过敏症状(如打喷嚏、流鼻涕、湿疹等),但血清特异性 IgE 检测不出来,常见于以下几种情况:

(1)特异性 IgE 结合在细胞受体上或仅在局部产生微量,血清中无法检测到。

(2)检测的过敏原种类过少,未检测到相应的过敏原。

(3)特异性 IgE 只能检测由 IgE 介导的过敏反应,对于非 IgE 抗体介导的无法进行判断,如细胞毒型、免疫复合物型、迟发型超敏反应等。

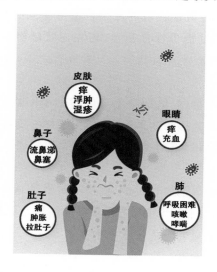

31.如何解读过敏原免疫球蛋白 E 检测报告?

目前,血清中过敏原特异性 IgE 检测根据是否具有特异性分为血清总 IgE 和血清特异性 IgE,特点如下:

(1)血清总 IgE 定量检测。正常人的血清总 IgE 浓度,会受多种因素影响,个体间也存在一定差异。除过敏性疾病外,寄生虫感染、自身免疫病、肿瘤等疾病均可导致总 IgE 出现异常。总 IgE 升高仅能提示过敏性疾病可能性大,不能作为过敏性鼻炎、哮喘、皮炎等过敏性疾病的独立诊断依据,需结合临床病史及特异性 IgE 综合分析,也无法判断是哪种过敏物质引起的升高。

（2）血清特异性 IgE 定量检测。特异性 IgE 定量检测在过敏性疾病的诊断中被广泛使用，适用于任何年龄的患者，影响因素较少。当患者血清总 IgE 浓度升高时，建议进行针对致敏原的特异性 IgE 定量测定。如果患者血清中针对某种致敏物质的特异性 IgE 升高，临床医生根据特异性 IgE 浓度高低进行分级，一般情况下，浓度越高，级别越高，致敏程度越严重。血清特异性 IgE 检测在由 IgE 介导的过敏疾病上有较好的辅助诊断价值，能客观地反映机体的致敏情况，但是结果阳性不可单独作为确诊指标。报告结果的解读需要专业医生根据疾病症状、患者年龄、病史等综合判断。

32.肺炎支原体感染常检测哪几种抗体？

肺炎支原体是引起人类支原体肺炎的病原体。病理改变以间质性肺炎为主，有时并发支气管肺炎，称为"原发性非典型性肺炎"。其主要经飞沫传染，潜伏期 2～3 周，青少年发病率最高；临床症状一般较轻，可见头痛、咽痛、发热、咳嗽等一般的呼吸道症状，但也有个别死亡报道；一年四季均可发生，但多在秋冬时节。

肺炎支原体抗体检测包括 IgM、IgG、IgA 三种抗体。IgM 一般在初次感染 1 周内开始升高，2～3 周达到高峰，4 周左右迅速下降，2～3 个月降至最低。IgA 感染早期迅速上升，由 IgM 型转换产生，7～14 天达到峰值，回落比 IgM 更早，成人感染后，IgA 阳性率较高。IgG 出现较晚，感染后 14 天左右出现，维持时间久，感染数月后逐渐下降到低水平。肺炎支原体抗体检测有定性、半定量及定量几种方式，常见的有 IgM、IgG、IgA 三种抗体联合检测模式，或 IgM 与 IgG 分开单独检测模式，不同检测模式有不同特点。

33.肺炎支原体抗体半定量(滴度)模式检测报告如何解读？

半定量（滴度）模式是常见的一种肺炎支原体抗体检测报告模式，报告分为阴性、1：40 阳性、1：80 阳性、1：160 阳性、1：320 阳性及＞1：320 阳性等情况。如果 1：40 阳性或 1：80 阳性，提示为可疑感染，不一定为现症感染，需定期复检或结合临床进行判断。

单次测定的抗体滴度≥1：160 阳性可提示为近期或急性感染。一般建议患者间隔 2 周之后复检，若患者处于恢复期，抗体滴度降低或不变；若患者处于急性期，抗体滴度可呈 4 倍及以上增高。患者抗体滴度的变化也可用来评估治疗效果。另外，部分患者治愈后，肺炎支原体抗体水平虽逐渐降低，但在体内仍会存在较长时间，检测结果呈现阳性，若怀疑再次感染可根据抗体滴度变化进行判断。

34.肺癌相关自身抗体检测包含哪些项目?

人体的免疫系统非常强大,当机体出现肿瘤细胞时,免疫系统就会对肿瘤细胞产生免疫应答,在这个过程中,针对肿瘤细胞表达的抗原,机体会产生特异性的免疫球蛋白,称为"肿瘤相关抗体"。肿瘤相关抗体是患者体内肿瘤免疫应答已经激发的"哨兵",此信号对于评估肺结节和肺癌具有重要提示价值。

肺癌相关自身抗体检测一般包括七种,分别为抑癌基因产物 $p53$,细胞周期蛋白 PGP9.5,肿瘤睾丸蛋白(GAGE7、MAGE A1 和 CAGE),转录因子 SOX2 和解旋酶 GBU4、GBU5 产生的相应抗体。它们都是肿瘤细胞的持续增殖、逃脱生长抑制、激活浸润和转移等核心信号的关键蛋白。

(1)$p53$:是抑癌基因的一种,通过控制细胞分裂、阻止染色体的复制来决定细胞是否继续增殖,从而阻止肿瘤的发生;过表达可提示肿瘤的转移、复发及预后不良。

(2)PGP9.5:参与蛋白泛素化水解信号调控,能促进细胞的无序生长和繁殖。

(3)SOX2:参与基因转录信号调控,能促进基因的异常转录、细胞增殖和侵袭转移;可作为预后不良的预测因子,同时与复发风险相关。

(4)GAGE7、MAGE A1、CAGE:参与细胞增殖信号调控,能促进细胞去分化,加速肿瘤形成,抵抗肿瘤细胞凋亡及促进其增殖转移等。

(5)GBU4、GBU5:参与基因复制、转录和翻译过程,与 RNA 的加工相关,在维持基因组稳定性方面有重要调控作用,与肿瘤的形成密切相关。

35.肺癌自身抗体检测阳性有什么提示意义?

肺癌相关自身抗体检测利用了肿瘤免疫应答的放大效应,对大部分肺结节有检测意义,且不受结节大小的影响,是评价肺结节生长活跃的指标。

在肺部没有结节的情况下,如果肺癌相关自身抗体检测结果出现阳性,提示机体免疫系统发现了肺部异常生长的细胞,产生了免疫反应。若胸部 CT 结果显示肺部没有异常,就说明免疫系统正在积极清除这些异常细胞,建议定期复检排除隐匿性疾病。

如果肺癌相关自身抗体检测结果出现阳性,提示免疫系统发现了肺部的异常生长的细胞,并产生了肿瘤免疫反应,且肿瘤细胞的生物特性比较活跃,侵袭能力较强。若综合胸部 CT 发现了肺结节的情况,则提示结节有继续活跃的趋势,需结合其他检测指标综合判断,虽不一定是肺癌,但可能有癌前病变的风险。若多个指标阳性,则提示患肿瘤的风险更高。

36.肿瘤标志物升高怎么办?

肿瘤标志物是临床上常用的检测项目,有人认为肿瘤标志物就是"癌指标"或者"癌细胞",这其实是不正确的。

肿瘤标志物是由肿瘤细胞本身合成、释放,或是机体对肿瘤细胞反应而产生或升高的一类物质,主要成分为蛋白质、糖类或酶类。肿瘤标志物存在于血液、细胞、组织或体液中,反映着肿瘤的存在和生长。通过化学、免疫学以及基因组学等方法测定肿瘤标志物,对肿瘤的诊断、监测和预后具有一定的指导价值。

有人存在疑问,当肿瘤标志物检测结果增高时,就意味着得了癌症吗?答案是否定的。肿瘤标志物升高先不要恐慌,但也不能置之不理,需要根据具体情况进行判断。

如果患者存在基础疾病,需结合临床症状综合判断,因为有些良性疾病也会引起肿瘤标志物的升高。在排除良性疾病的基础上,再进行下一步的检查和判断。如果在体检中发现肿瘤标志物结果超出参考范围,建议在1~3个月内复查,观察肿瘤标志物是一过性还是持续性升高。如果是持续性的升高,需要引起重视,医生一般会结合影像学检查等进一步明确。

需要注意的是,由于医院间采用的检测方法不尽相同,不同方法可能存在不同的局限性。因此,可选择不同医院进行结果比对,以排除干扰物质造成的假性增高。

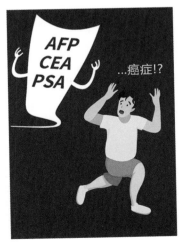

37.甲胎蛋白升高意味着得了肝癌吗?

甲胎蛋白(AFP)是原发性肝癌的特异性标志物,但 AFP 升高就意味着得了肝癌吗? 并不是,还要结合其他检查综合判断!

AFP 是在胎儿早期由卵黄囊合成的一种血清糖蛋白。胎儿出生后 AFP 的合成很快受到抑制,含量降低。当肝细胞或生殖腺胚胎组织发生恶性病变时,有关基因重新被激活,使原来丧失合成 AFP 能力的细胞又重新开始工作,以致血中含量明显升高。

AFP 升高时,男性患者应排除是否有睾丸癌等生殖腺疾病,因为睾丸癌也会引起 AFP 升高;女性患者若处于妊娠早期,AFP 也会不同程度的增高。所以,不能仅凭 AFP 升高就简单地诊断肝癌,要结合其他检查结果和临床症状综合分析,同时还应观察 AFP 数值的持续变化。另外,由于 AFP 是肝细胞发育时的一种特殊蛋白,在急、慢性肝炎和肝硬化时,伴随肝脏修复和肝细胞再生过程,也会产生和分泌 AFP,导致其在血清中表达升高。

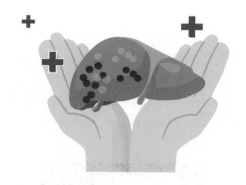

38.吸烟会导致癌胚抗原结果异常吗?

吸烟危害人体健康,很容易引起喉头炎、气管炎、肺气肿等呼吸系统疾病,还会对心血管产生不良影响,增加心绞痛、心肌梗死的发病风险。长期吸烟对肿瘤标志物癌胚抗原(CEA)的检测结果也是有影响的。

CEA 是一种具有人类胚胎抗原特性的酸性糖蛋白,通常由 6 个月内胎儿的胃肠道上皮组织、肝和胰细胞合成,出生后合成减少,经胃肠道代谢,故血清中含量很低。最初 CEA 主要用于消化道肿瘤的诊断治疗和预后,后来发现其在肝癌、乳腺癌和肺癌中均会升高,其中肺癌患者增高尤为显著。因此,CEA 水平动态变化对肺癌患者的病情监测、疗效评价具有一定的临床意义。

烟雾中有数千种化学物质,至少有近百种已经确定为致癌物质。长期吸烟者体检时 CEA 结果明显高于不吸烟者,可能是烟雾中的物质导致血清 CEA 升高。但 CEA 升高不一定就是肿瘤,如在妊娠期,或患有心血管疾病、糖尿病、非特异性结肠炎等疾病时,CEA 也会升高,所以在临床上 CEA 只用于辅助诊断肿瘤性疾病。

吸烟量越大或吸烟时间越长,血清 CEA 含量升高越明显。建议吸烟者尤其是大剂量、高烟龄吸烟者,应定期监测血清 CEA 值。如果超过正常范围,应立即减少吸烟剂量与频次,最好选择戒烟,以降低癌症的发生率。

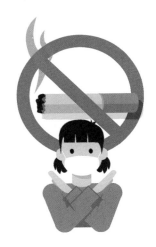

39.痛风药物与 CA724

糖类抗原 724(CA724)是一种肿瘤相关糖蛋白,1981 年首次发现于乳腺癌转移肝癌的患者中。CA724 是临床上普遍使用的肿瘤标志物之一,在胃癌、肝癌、直肠癌及食管癌等多种癌症患者体内都有明显升高,对肿瘤诊断、治疗和预后起到一定的辅助作用。

痛风是一种常见且复杂的关节炎,发作与体内尿酸浓度有关,由于尿酸盐沉积,引发急性关节疼痛。痛风急性发作期应首先进行抗炎、止痛治疗,以缓解症状,提高患者生活质量,常用的药物有非甾体消炎药(NSAIDs)、秋水仙碱和糖皮质激素等。其中服用秋水仙碱,会导致 CA724 异常升高,停药 10 天以后再检测,CA724 就会大幅下降。这表明其升高与肿瘤无关,相关的升高机制尚不明确,需要进一步研究。

人们随着生活水平的提高,对自身健康的关注度也越来越高,肿瘤标志物已成为体检的一项重要检测内容。但是,肿瘤标志物的升高并不一定代表肿瘤的发生。这种升高虽与病情无关,但有可能造成临床医生的误判,对患者造成心理负担。因此,当肿瘤标志物 CA724 单纯升高时,一定要充分了解患者的病情及用药情况,排除痛风治疗药物的影响。

40.保健品与 CA724 之间的关系

糖类抗原 724(CA724)是检测胃癌和各种消化道癌症的检测标志物之一,对胆道系统肿瘤、消化系统癌症亦有一定的敏感性。很多人因体检时发现 CA724 升高而心神不宁,其实,造成 CA724 升高的干扰因素也有很多,如异嗜性抗体、药物、保健品等,其中服用保健品是导致 CA724 升高的最常见原因。

随着生活质量的不断提高,保健品逐渐走进千家万户。以灵芝孢子粉、蘑菇为主的保健品在中国和亚洲其他国家被广泛用作药物辅助成分或膳食补充剂,用来治疗和预防癌症、肝病、高血压、肾炎、支气管炎等各种疾病。长期服用灵芝孢子粉的人群血清中会产生一种类似 CA724 结构的物质,容易干扰检测系统,最终导致 CA724 检测结果异常升高。此时患者不需要有心理负担,可以停用保健品一个月以上,再复测 CA724,其结果基本可以恢复到正常水平。

41.肺癌的肿瘤标志物有哪些?

肺癌是生长在气管、支气管、细支气管及肺泡组织的一种恶性肿瘤,在我国发病率和死亡率都很高。通过对血液中癌胚抗原、鳞状细胞癌抗原以及神经元特异性烯醇化酶等肿瘤标志物的检查,可以辅助肺癌的临床诊断,不同的标志物检测意义如下:

(1)癌胚抗原:这是一种人类胚胎抗原特性的酸性糖蛋白,属于广谱肿瘤标志物,广泛存在于乳腺癌、肺癌、肠癌等恶性肿瘤组织中。

(2)鳞状上皮细胞癌抗原:在各种类型的肺癌中表达异常,对肺鳞癌的诊断特异性最高,鳞状上皮细胞癌抗原升高程度与肿瘤的恶性程度密切相关。

(3)神经元特异性烯醇化酶:是小细胞癌的高敏感性、特异性指标之一。

(4)胃泌素释放肽前体:小细胞肺癌患者血清内可特异性分泌胃泌素释放肽前体,因此在临床中作为小细胞肺癌诊断的辅助指标。

(5)CYFRA21-1:在肺鳞癌的临床诊断中具有指导意义。

(6)CA125:表达上调可提示宫颈癌、卵巢癌病变风险增加;相关研究提示,在肺癌患者血清中,CA125 阳性率可达 60%～70%。

值得注意的是,这些诊断肺癌的肿瘤标志物没有很强的特异性,在临床上不能作为明确诊断的依据,同时还应进行影像学等检查辅助诊断。

42.胆囊结石会引起 CA19-9 升高吗?

糖类抗原 19-9(CA19-9)属于低聚糖肿瘤相关抗原,是临床常用肿瘤标志物之一,为细胞膜上的糖脂质,分子量大于 1000 kD,对胰腺癌敏感性很高。在血清中它以唾液黏蛋白形式存在,分布于正常胎儿胰腺、胆囊、肝、肠和正常成年人胰腺、胆管上皮等处。当患胰腺癌、肝胆和胃肠道癌时,血中 CA19-9 的水平明显升高,其检测在肿瘤的诊断、治疗、预后评估中发挥着重要作用。

CA19-9 没有肿瘤器官特异性,在正常腺上皮细胞中广泛存在,机体多个器官和组织上皮都分泌 CA19-9。因此,正常人血清中可以检测到少量的 CA19-9。也正因如此,CA19-9 成为一种相当尴尬的肿瘤标志物。恶性肿瘤会引起 CA19-9 升高,有很多良性疾病也会引起大幅升高,其中胆囊结石导致的 CA19-9 异常增高,甚至高达 1200 IU/mL 以上。

当发生胆囊结石时,结石会堵塞胆囊管腔,致胆汁排出不畅,血管通透性增加,管腔内容物进入血管的速率增加,会导致分泌入血的 CA19-9 异常升高。这时 CA19-9 异常增高就不能诊断为癌症。当取石以后,胆管通畅了,CA19-9 会迅速下降至正常范围。

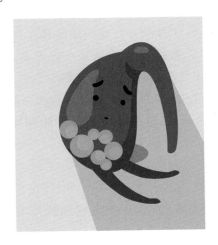

43.癌胚抗原和胃、肠的关系

癌胚抗原(CEA)是胃肠道肿瘤最常用的标志物之一,升高主要见于胰腺癌、结肠癌、直肠癌、乳腺癌、胃癌等。CEA 在直肠癌早期无症状人群中的检出率较低，所以不用于结直肠癌的筛查，可用于结直肠癌患者的疗效监测。在大肠癌患者中，CEA 水平升高提示肿瘤进展，但不一定意味着存在远处转移。有少数转移癌患者，CEA 并不升高；一般病情好转时，CEA 下降；病情加重时，CEA 升高。患有结肠炎、胰腺炎、肝脏疾病、肺气肿及支气管哮喘等良性疾病时血清中 CEA 表达也会轻度升高。

44.甲状腺球蛋白——甲状腺癌的警示灯

甲状腺癌根据病理学分型，主要分为分化型甲状腺癌（DTC）、甲状腺髓样癌（MTC）和甲状腺未分化癌。其中起源于甲状腺滤泡上皮细胞的 DTC 约占90％，主要包括甲状腺乳头状癌（PTC）和甲状腺滤泡状癌（FTC），预后相对较好，但 10 年内复发风险高。因此，DTC 的术后评估与随访至关重要。

甲状腺球蛋白（Tg）是 DTC 术后和清甲治疗后的疗效评估指标，也是监测转移、预测复发和判断预后的重要参考，与 DTC 密切相关的非常重要的血清学指标。当患者接受甲状腺癌手术及放射性碘 131 治疗后，切除整个甲状腺及肿瘤组织，放射线破坏残余癌细胞。理论上血清中将不会再有 Tg，其数值越低越好。如果出现 Tg 偏高，往往预示着肿瘤复发或转移，所以术后需要多次复查 Tg。

临床上需要长期监测 Tg 的都是特殊患者，如甲状腺全切的分化型甲状腺癌患者通过长期监测，可得知有没有肿瘤的残留和复发；甲状腺部分切除的分化型甲状腺癌患者，通过长期监测，结合超声可以判断是肿瘤复发还是正常甲状腺组织的生长。需要注意的是，有少部分人群中存在的抗甲状腺球蛋白抗体（TgAb），它可以干扰血清 Tg 检测，导致出现假阴性结果。因此，在随访中每次最好 Tg 和 TgAb 同时检测，且应在同一实验室，采用同种检测方法，以确保结果准确性和可比性。

45.聊一聊性激素六项

在有关内分泌的检验项目中，我们常说的性激素六项包括促卵泡激素（FSH）、促黄体生成素（LH）、催乳素（PRL）、雌二醇（E2）、孕酮（P）和睾酮（T）。

性激素检测需要准备什么？一般来讲，最好在静息状态下空腹采血，在上午 11 点前完成采集，不要在过度饥饿的状态下采集血液，也要避免在剧烈运动后采血。

性激素的水平呈周期性变化,应该在什么时间采集血液呢?主要分为以下几种情况:

(1)若是检测基础内分泌水平,一般在月经来潮的第三天采血,主要看雌二醇水平的高低,判断雌激素水平是否正常。雌二醇若高于 50 pg/mL,伴有促卵泡激素高于 10 mIU/mL,提示卵巢储备不良。若雌二醇与促卵泡激素处于 3~7 IU/L,且两者数值接近,则提示卵巢储备情况较为理想。

(2)若是检测排卵期性激素分泌水平,一般是在两次月经之间,距离下次月经来潮之前的 14 天左右。此时主要检测雌二醇、促黄体生成素和孕酮的水平,目的是看有无排卵前促黄体生成素峰值,判断是否接近排卵或已排卵,可与超声卵泡监测协同运用,从而诊断病情,指导治疗。

(3)若是检测黄体期水平,建议在经前一周采集血液,可于基础体温上升 6~7 天时检查。此时孕酮处于黄体期最高水平,最高可达 40 nmol/L 以上。若是孕酮水平小于 15 nmol/L,一般反映黄体功能不足,对于诊断反复流产者有较大临床价值,而孕酮小于 3 nmol/L 提示没有排卵。

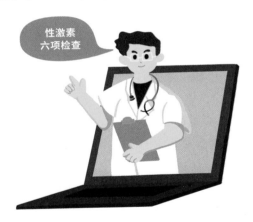

46.抗缪勒管激素和性激素六项的关系

抗缪勒管激素(AMH)是由卵巢原始卵泡分泌的激素。在女性出生的时候卵母细胞数量就是固定的,随着年龄的增长而下降,到了绝经时储备就变为零。因此,检测 AMH 就是检测卵子的存量储备,也就是我们所说的卵巢功能。

AMH 生物学参考区间为 2~6.8 ng/mL。由于不同医院的检测平台不同,所以参考区间也存在差异,以报告单上的为准。女性随着年龄不断增加,AMH 的检测值逐渐下降。正常年轻妇女 AMH 值要比绝经期妇女高。当 AMH 下降低至 1.1 ng/mL,提示卵巢储备下降;若低于 0.35 ng/mL,则提示即将绝经。女性在 40 岁前,当 AMH≤1.1 ng/mL 时,提示有早发性卵巢功能不全。另外当患者存在多囊卵巢综合征时,若 AMH 检测结果高于参考区间的 2～4 倍时,提示发生多囊卵巢综合征的风险比较大。

性激素六项反映的是女性的分泌功能。若性激素六项正常,就能够说明现阶段的卵巢功能是比较正常的,月经也会是基本规律的,可以选择适合的时期受孕。

虽然 AMH 和性激素六项检测的临床意义不同,但是这两个项目还是有一定联系的。如果 AMH 在正常范围内,数值越高提示卵子库存越多,相对而言越容易怀孕。在临床上常用 AMH 加卵泡计数加 FSH 来综合评估女性卵巢储备的功能。但需要注意的是,通常情况下不能仅通过 AMH 的数值来评判卵巢功能,需要结合具体年龄、性激素六项等来综合判断。

47.四次胰岛素和 C 肽测定是喝糖水还是吃馒头?

糖尿病是临床上常见一种慢性疾病,发病率较高,且向年轻化发展。在诊断糖尿病时常需要检测馒头餐糖耐量、胰岛素和 C 肽。馒头餐糖耐量试验是食用一个定量的馒头后,按照一定的时间采血,进行四次葡萄糖浓度测定,同时还需要检测四次胰岛素和 C 肽水平,用以观察自身胰岛功能状态,判断自身对葡萄糖的调节能力。

目前,四次胰岛素和 C 肽检测广泛应用于临床,对糖尿病诊断及分型起到关键作用。在进行四次胰岛素和 C 肽测定的时候,有的医生让患者喝 75 克的葡萄糖水,而有的建议患者做馒头餐试验。那么,喝糖水还是吃馒头,对检测结果有不同影响吗?

临床上常用的当然是葡萄糖水,对葡萄糖的量要求比较严格,喝入的葡萄糖量必须是 75 克。绝大部分医院都采用 50% 的葡萄糖液体,每支 10 克。馒头餐糖耐量试验是我国根据自身条件改良的。因为馒头是我国常见的一种食品,而对于国外基本不使用馒头这种食品。馒头餐使用的为 100 克干面粉做成的馒头,大概可以提供 75 克葡萄糖的热量,这也是一个相对准确的数字。因此,测定前喝葡萄糖水比吃馒头更加严谨和可靠。

48.为什么检测胰岛素时还要一起检测 C 肽?

糖尿病患者在诊断和治疗过程中经常检测胰岛素。无论是检测空腹胰岛素,还是四次胰岛素,都会一起检测 C 肽,这是为什么呢?

首先我们看看胰岛素的来源。胰岛素是由胰岛 β 细胞所分泌,进入人体的血液后,很快在肝、肾等组织内被胰岛素酶灭活,迅速代谢,其半衰期仅 4.8 分钟。胰岛素的主要生理作用是调节代谢过程,它是机体内唯一能够同时促进糖原、脂肪、蛋白质合成的激素,同时也是机体内唯一降低血糖的激素。而 C 肽是从胰岛素原分裂而成的等分子肽类,不被肝脏酶灭活,其半衰期为 10~11 分钟,故其血中浓度可更好地反映胰岛 β 细胞储备功能。胰岛素与 C 肽以相等分子数分泌进入血液,因此它们就像一对孪生兄弟一样的存在。

目前,临床上常使用胰岛素来治疗糖尿病患者,那么血清中存在的这种外源性胰岛素,会直接干扰免疫学方法测定,从而影响血清中胰岛素水平,进而导致临床对患者胰岛功能的错误评价。在这种情况下,可通过测定血清 C 肽水平来判断患者的胰岛功能,因为它不受外来胰岛素的影响,能更准确地了解内源性胰岛素分泌状态。例如胰岛素瘤患者,如果血中存在胰岛素抗体,血清 C 肽升高会显著高于血清胰岛素。胰腺肿瘤患者行胰腺全切除后,如血清 C 肽仍可测出,提示手术未能全部切除胰腺组织。因此,在检测血清胰岛素的同时检测血清 C 肽是非常有必要的。

49.怀疑得了系统性红斑狼疮需检测哪些指标?

系统性红斑狼疮是一个经典的自身免疫性疾病,该病以复杂多变而著称。如何尽早诊断、避免误诊成为一项重要挑战。一般患者在起病初期常见的症状有发热、面颊红斑、光敏感、口腔溃疡,偶有关节炎的表现,如滑膜炎或关节压痛等症状,其随着病情进展可能会累及其他器官,如心脏、神经系统、肾脏系统、血液系统等,患者一般就诊于风湿免疫科或皮肤科等相关科室。

常见的实验室检测项目主要包括以下几类:

(1)血常规:可有贫血、白细胞计数减少、血小板降低。

(2)尿常规:尿液分析可显示蛋白尿、血尿、细胞和颗粒管型。

(3)生物化学检查:患者肝功能检查多为轻中度异常,较多是在病程活动时出现,伴有丙氨酸氨基转移酶和天门冬氨酸转移酶等升高,24 小时尿蛋白检查有助于判断和监测肾脏损害程度及预后。发生狼疮性肾炎时,血清尿素氮及血清肌酐检测有助于判断临床分期和观察治疗效果。

(4)免疫学检查:50% 的患者伴有低蛋白血症,30% 的患者伴有高球蛋白血症,尤其是 γ 球蛋白升高,血清 IgG 水平在疾病活动期时升高。疾病处于活动期时,补体水平常减低,原因是免疫复合物的形成消耗补体,并且肝脏合成补体的能力下降,单个补体成分 C3、C4 和总补体活性在疾病活动期均可降低。

（5）自身抗体检测:对于疑似患者,应开展自身抗体检测实验,包括抗 Sm 抗体、抗 dsDNA 抗体、抗心磷脂抗体和抗核抗体（ANA）。其中,免疫荧光法检测 ANA 的价值尤为重要。最新的疾病进入标准为 ANA≥1∶80（HEp-2 细胞方法）。

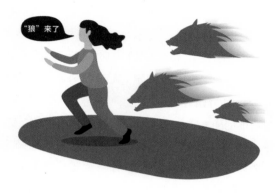

50.肌红蛋白增高的来龙去脉

肌红蛋白主要存在于横纹肌细胞中,包括心肌和骨骼肌。因为它是小分子物质,当心肌细胞发生损伤时,肌红蛋白是最早进入血液的生物标志物。它扩散入血的速度要比肌酸激酶同工酶、肌钙蛋白 I 和肌钙蛋白 T 都快,但是由于肌红蛋白在骨骼肌中也有表达,所以骨骼肌损伤时也会有大量的肌红蛋白释放,因此并不具有心肌的特异性。肌红蛋白往往在发病后 0.5~1 小时升高,4~8 小时明显升高,8~12 小时升到峰值,24~48 小时恢复正常。

血清肌红蛋白升高通常代表肌肉被破坏,主要原因如下:

（1）发生急性心肌梗死或心肌炎时,心肌细胞会出现损伤,肌红蛋白升高。

（2）骨骼肌损伤也可引起肌红蛋白升高,如剧烈运动、相对大的损伤或创伤,以及下肢静脉缺血等也会导致肌肉损伤、破坏,这些细胞内的肌红蛋白释放入血,就可在化验检查中发现其升高。

（3）胃肠道平滑肌损伤时也可出现肌红蛋白升高,如肠梗阻、小肠节段性炎症和坏死,尤其是坏死范围较大时也可在血液中检测出肌红蛋白升高。

（4）药物原因,服用药物、大剂量的他汀类药物,出现肌坏死、肌溶解状态,肌红蛋白也会明显增高。

51.肌钙蛋白的兄弟姐妹

肌钙蛋白（Tn）是肌肉收缩的调节蛋白,位于收缩蛋白的细肌丝上,含有快反应型、慢反应型和心肌肌钙蛋白（cTn）三种亚型,只有 cTn 存在于心肌细胞中。cTn 含有肌钙蛋白 I（TnI）、肌钙蛋白 T（TnT）、和肌钙蛋白 C3（TnC）个亚单位。

TnI 是肌动蛋白抑制亚基,有快骨骼肌亚型、慢骨骼肌亚型和心肌亚型（cTnI）三种亚型,分别源于三种不同的基因。cTnI 相对两种骨骼肌亚型约有40%的不同源性,且具有较高的心肌特异性。

TnT 是原肌球蛋白结合亚基,有快骨骼肌亚型、慢骨骼肌亚型和心肌亚型（cTnT）三种亚型。它们在骨骼肌和心肌中的表达分别受不同的基因调控。

TnC 是肌钙蛋白的 Ca^{2+} 结合亚基,骨骼肌和心肌中的 TnC 是相同的。

cTn 检测主要用于心肌缺血的诊断、疗效评估和预后判断,如急性冠状动脉综合征（包括心绞痛、不稳定型心绞痛和急性心肌梗死等）、心肌炎、心肌创伤、围手术期心脏并发症、脓毒血症导致的左心衰竭等。此外,cTn 还用于溶栓疗效监测、估计心肌损伤面积、药物疗效观察等。

52.ARR 比值和原醛的关系

什么是原醛? 其全称为"原发性醛固酮增多症",是由于肾上腺皮质增生或肿瘤分泌过多醛固酮,而引起潴钠排钾、血容量增多,导致血压上升,同时使肾素活性被抑制的一种疾病。其临床主要表现为高血压伴低血钾,但在实际上仅9%～37%的患者存在低血钾的情况,仅用是否有低血钾来判断原醛存在较大偏差。另外,还有部分患者醛固酮并不升高。因此,指南中推荐使用 ARR 比值筛查原醛。

什么是 ARR 比值? ARR 比值是指血浆醛固醇与肾素活性比值,这一数值是用来筛查原发性醛固酮增多症的指标。采集标本前需要将血钾纠正至正常范围内,停用对 ARR 比值影响大的药物至少 4 周。患者采血时需保持立位,至少两小时后方可采血。不同实验室采用的测定方法和单位不同,所以应该根据各自的检测方法和单位选择相应的切点值。当 ARR 比值小于切点值时,可以排除原发性醛固醇增多症,如果大于切点值时应怀疑原发性醛固酮增多症,需要进一步做确认实验。

研究发现,醛固酮过多是导致心肌肥厚、心力衰竭和肾功能受损的重要危险因素,与原发性高血压患者相比,原醛症患者心脏、肾脏等高血压靶器官损害更为严重。因此,早期诊断、早期治疗就显得至关重要。

53.过度饥饿会影响 T3 正常水平吗?

甲状腺作为人体最大的内分泌腺体,分泌的主要活性物质有三碘甲状腺原氨酸(T3)和四碘甲状腺原氨酸(T4)。T3 有促进物质代谢及能量释放的作用,同时还能促进生长与发育,是检测甲状腺功能的常用指标。当 T3 降低会引起机体各种不适,那什么原因能导致 T3 降低呢?

导致 T3 降低的原因一般分为两种,一种为病理性原因,另一种为生理性原因。

病理性降低包括低 T3 症候群导致的 T3 水平下降,同时伴 T4、促甲状腺激素(TSH)水平正常,患者可通过甲功检查与甲状腺疾病鉴别;营养不良、肝硬化、肾功能衰竭、糖尿病肾病等疾病患者都可发生低蛋白血症,这可导致甲状腺结合球蛋白水平过低,使其存在 T3 偏低的可能性;有一部分老年人长期卧床休息,蛋白质处于负氮平衡状态,此时也容易出现总 T3 偏低;甲状腺功能减退症也可引起 T3 降低。

生理性降低主要由于长时间饥饿状态导致的。这是为什么呢?人体在长期处于饥饿状态时,为了减少能量消耗,会使代谢功能减弱,体内的甲状腺激素含量就会下降,T3 含量也会下降,但此时机体的其他功能正常,属于一种代偿反应。

另外,当出现一次单纯的 T3 下降,一般对机体的损伤并不大。因为甲状腺激素中发挥作用的主要是游离 T3 和游离 T4。如果游离 T3、游离 T4 的水平正常,促甲状腺激素的水平也在正常范围内,只是总 T3 偏低一点,一般不需要给予特殊的处理,定期复查即可。

因此,一些通过节食来减肥的朋友,须知机体在过度饥饿的情况下会引起 T3 偏低,从而导致机体各种不适,所以减肥应科学、适度为好。

54.风湿三项知多少

风湿病是很常见的一类疾病,主要侵犯关节、肌肉、骨骼及关节周围的软组织,发作时患者常常出现关节发热、疼痛肿胀,产生肌肉无力的现象以及其他并发症状。患者到医院检查时,医生一般会让患者做风湿三项的检测,各项目名称及意义如下:

（1）类风湿因子（RF）：是变性 IgG 刺激机体产生的一种自身抗体，主要存在于类风湿关节炎患者的血清和关节液内。类风湿性疾病时，RF 的阳性率可高达 70%～90%，类风湿关节炎的阳性率为 70%。其他自身免疫性疾病、感染性疾病以及肺癌、乳腺癌、胃肠道疾病及嗜铬细胞瘤也会引起 RF 的升高。

（2）抗链球菌溶血素 O（ASO）：相对应 A 群溶血性链球菌产生的溶血素"O"抗体称为"抗链球菌溶血素'O'"（抗"O"或 ASO）。若 ASO 升高，表示患者近期内有 A 群溶血性链球菌感染，常见于风湿性关节炎、风湿性心肌炎、急性肾小球肾炎、急性上呼吸道感染、皮肤和软组织的感染等。

（3）C 反应蛋白（CRP）：是肝脏合成的，能与 C 多糖发生反应的急性时相反应蛋白。CRP 不仅能结合多种细菌、真菌及原虫等体内的多糖物质，在钙离子存在下，还可以结合卵磷脂和核酸等，有激活补体、促进吞噬和调节免疫的作用。CRP 升高常见于化脓性感染、组织坏死、恶性肿瘤、结缔组织病、器官移植急性排斥等。CRP 还可用于疾病的鉴别诊断，例如鉴别细菌和非细菌性感染、风湿热的活动期和非活动期、器质性和功能性疾病等。

通过风湿三项指标的检测，可以为临床医生提供诊断依据，给予患者正确的治疗方案。

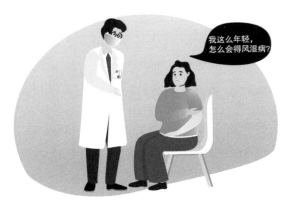

55.心肌标志物的高高低低

心肌标志物指的是存在于心肌细胞内，当心肌受到损害时会释放到血液当中可以被检测到的物质。心肌标志物一般是大分子物质，主要包括肌红蛋白（MYO）、肌酸激酶同工酶（CK-MB）和肌钙蛋白（cTn）。

人们往往有疑问，心肌标志物结果偏高就意味着心肌受损吗？心肌标志物结果正常就一定可以排除心脏疾病吗？让我们结合项目就上述问题进行解读。

肌红蛋白是目前心肌受损后最早异常增加的心肌蛋白标志物,它主要存在于心肌及骨骼肌中,在骨骼肌及心肌受损(急性心肌梗死)、过度运动及肌肉疾病时释放到血液中。急性心肌梗死(AMI)时,血清中肌红蛋白浓度在胸痛初期2~3小时内脱离正常值,6~9小时达到最高,24小时左右又恢复正常。肌红蛋白浓度可以作为急性心肌梗死的早期诊断指标。但应注意的是,严重休克、严重的广泛性创伤、终末期肾功能不全、心肌炎、急性感染、肌炎或肌病时,肌红蛋白均可能升高。

CK-MB主要存在于心肌,在急性心肌梗死诊断中是一种很有效的指标。若患者具有CK-MB活性升高和下降的序列性变化,且峰值超过参考值上限2倍,又无其他原因可解释时,应考虑急性心肌梗死。血清CK-MB不受横纹肌损伤因素影响,CK-MB在急性心肌梗死的早期诊断中敏感性低于肌红蛋白。

肌钙蛋白是在心肌细胞损伤早期,由游离于胞浆内的cTnI/cTnT快速释放出来。发生急性心肌梗死时,由于心肌障碍,在4~8小时以内cTnI被释放到血液中,因此其浓度脱离健康人的浓度范围。通常,在急性心肌梗死发病12~18小时后,cTn浓度达到最高,并且维持5~10天。

可见当心肌受损时cTn的变化最为敏感和直接,而MYO和CK-MB虽可检测到,但是缺乏特异性和敏感性。因此,早期诊断AMI可为患者的治疗赢得宝贵时间。对于没有心电图改变,临床又无典型症状的微小心肌损伤患者,检测cTnI/cTnT是目前最佳的辅助诊断指标。

56.什么是抗链球菌溶血素"O"检测?

A族溶血性链球菌感染人体后,能产生多种酶和毒素。毒素之一为溶血素,可溶解红细胞、杀伤白细胞和血小板,溶血素有"O"及"S"两种。链球菌溶血素"O"是A族溶血性链球菌的代谢产物之一,它是一种带有溶血活性的蛋白质,同时链球菌溶血素"O"具有抗原性,能刺激机体产生对应的抗体,称为抗链球菌溶血素"O"(抗"O",ASO)。检测血清中的抗溶血素"O"可诊断是否感染A族溶血性链球菌。

人感染A族溶血性链球菌一周后,链球菌溶血素"O"即开始上升,2~3周内会出现抗链球菌溶血素"O"抗体,4~6周达高峰,抗链球菌溶血素"O"抗体可在血清中持续数周,有的甚至达数年之久。感染A族溶血性链球菌可引起许多疾病,如感染性心内膜炎、脑膜炎、产褥热、急性咽炎、扁桃体炎、猩红热、急性肾小球肾炎、风湿性关节炎、活动性心脏病、心包炎、脓疮病、新生儿脐部感染等。

抗溶血性链球菌"O"抗体检测可对上述疾病进行辅助诊断。

若患者抗链球菌溶血素"O"偏高,在生活中还需注意清淡饮食,多吃新鲜的蔬菜和水果,避免熬夜和过度劳累。

57.谈一谈人绒毛膜促性腺激素的那些事儿

人绒毛膜促性腺激素(HCG)是在妊娠期由胎盘滋养细胞分泌的糖蛋白,由α和β两个亚单位组成。α亚单位也是其他激素如促卵泡激素、促黄体生成素、促甲状腺激素的组成成分,β亚单位仅存在于 HCG,因此临床上广泛应用并检测的通常为β-HCG。

该激素的检测尤其在女性妊娠和流产的诊断中有重要价值,主要体现在以下方面:

(1)正常妊娠:HCG 的主要作用是在妊娠的前几周维持卵巢黄体的分泌功能,以支持早期胚胎发育的需要。临床上可以通过监测 4～7 周早孕患者的β-HCG 和血清孕酮水平对早期妊娠先兆性流产进行评估,进而预防先兆流产的发生,对临床诊断有重要意义。

(2)异位妊娠:由于胎盘发育受限,HCG 产生量较少,因此异位妊娠母体血清 HCG 水平低于同孕期正常妊娠水平。

(3)葡萄胎:葡萄胎时因滋养细胞高度增生,产生大量 HCG,HCG 浓度通常显著高于正常妊娠相应的正常孕周值,且持续不降,异常升高的 HCG 是葡萄胎的辅助诊断指标。

(4)生化妊娠:实质上属于早期流产的一种,仅血中可检测出 HCG 的升高而 B 超检查无法显示孕囊形成。

(5)人流后胎物残留:人工流产术后,HCG 应急剧下降,直至正常。如果一段时间以后依然能检测到低水平的 HCG,则有可能是人流不全的胎物残留所致。

(6)早期自然流产:HCG 是早孕胚胎分泌的,能促进黄体继续发育,分泌足量的黄体酮。黄体酮能抑制子宫收缩,保证胚胎在宫内平稳发育。在妊娠早期,孕酮水平随着 HCG 水平

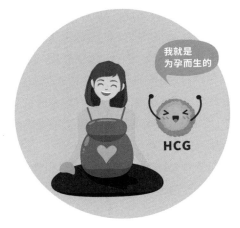

的升高而升高。妊娠早期一旦出现 HCG 分泌不足,则会导致卵巢黄体功能的降低,孕酮水平不足,难以维持正常妊娠,最终造成自然流产。

58.怀疑高血压要检测哪些指标?

高血压是常见的慢性病之一,是导致心脑血管疾病的重要危险因素。正常人的血压会在一定范围内波动,随着年龄增长,收缩压升高,舒张压下降,会出现脉压差增大现象。多数人往往在身体感觉有异常时才去检查血压,一旦确诊高血压便开始吃药或住院治疗。如果熟悉、了解高血压常见检测指标,定期进行监测,及时调整饮食结构与生活习惯,可以一定程度上避免高血压的发病。常见的高血压检测指标如下:

(1)肾素和血管紧张素Ⅱ(AⅡ)检测:肾素是一种蛋白水解酶,由肾脏的近球体分泌,其主要作用促进形成血管紧张素Ⅱ,是体内重要的升高血压的物质之一。因此肾素和血管紧张素Ⅱ浓度检测可为高血压的诊断、分型提供重要依据。

(2)血浆醛固酮:醛固酮(ALD)是肾上腺皮质球状带合成和分泌的类固醇激素,它是一个非常强的电解质排泄的调节因子,与很多疾病发生有关。

了解了高血压检测的相关常用指标,就可以用来监测我们的身体状况。当有异常时,可以通过控制饮食和改变生活方式来避免或延缓高血压的发生和进展。

59.做高血压指标检测要注意些什么?

高血压是一种最常见的慢性病,也是心脑血管疾病最主要的危险因素。正常人的血压随内外环境变化在一定范围内波动,但只要收缩压≥140 mmHg,舒张压≥90 mmHg,就应该去排除是否患了高血压。诊断和鉴别高血压必须要检测血浆醛固酮、血浆肾素等高血压指标,这些均属于内分泌激素类项目,受机体状态、体位、饮食、药物等因素影响较大。

(1)检测前准备:要维持正常钠盐摄入;若已开始口服药物,要停用某些药物至少 4 周,包括:醛固酮受体拮抗剂类、保钾利尿剂和排钾利尿剂类的药物等;因基础疾病或其他原因需长期服用药物的患者,要根据临床医师的建议决定是否停药。

(2)血液标本采集的注意事项:明确采集体位,需要采集立位或卧位血液,采血前要静坐 5～15 分钟。①立位采血:原醛症筛查推荐体位,要求患者起床后保持非卧位状态(可以坐位、站立或者行走)至少 2 小时,静坐 5～15 分钟后采血。②卧位采血:患者至少保持安静卧位休息4小时以上平卧位采血。

60.类风湿性关节炎的早期信号——抗环瓜氨酸肽抗体(CCP)

类风湿关节炎是不明原因导致的小关节对称性和侵袭性为主的慢性炎性疾病,常累及关节外其他器官,同时伴类风湿因子阳性,最终导致关节畸形甚至丧失功能。控制疾病进展、降低致残率的关键在于早期诊断及合理、及时的治疗。

类风湿关节炎诊断主要依靠特征性的临床表现、实验室检查及影像学检查。常规实验室诊断指标主要包括抗链球菌溶血O(ASO)、C反应蛋白(CRP)和类风湿因子(RF)。抗环瓜氨酸肽抗体(CCP)在类风湿关节炎的诊断中具有较高的特异性,已成为类风湿关节炎诊断和治疗中一个非常有意义的检测指标。CCP是环状聚丝蛋白的多肽片段,其对类风湿关节炎有很好的敏感度和特异性,在其早期阶段就可出现阳性,具有很高的阳性预测值,同时可以用来预测类风湿关节炎的严重程度。

(1)CCP可作为早期类风湿关节炎诊断的最佳指标。瓜氨酸化蛋白作为靶抗原参与类风湿关节炎的发病,与其对应的抗CCP抗体对类风湿关节炎的早期诊断较传统的RF具有更高的特异性。CCP对类风湿关节炎特异性高达96%以上。由于抗CCP具有敏感性高、特异性强、对类风湿关节炎患者早期诊断的特点,因此对把握临床2年内有效治疗时间窗具有重要意义。

(2)CCP与类风湿关节炎患者病情变化、关节破坏、预后转归有显著相关性。类风湿关节炎患者关节滑膜和外周血淋巴细胞均可分泌抗CCP抗体,与骨关节的破坏程度相关。国内外文献均已报道CCP与疾病的严重程度,特别是与影像学的侵蚀性改变密切相关。因此可将CCP用于类风湿关节炎病情监测与预后评估。

(3)联合检测CCP和RF可提高类风湿关节炎诊断敏感性和特异性。目前对于类风湿关节炎的检测,临床没有一个单一的检测项目可以兼顾敏感性和特异性。CCP和RF联合检测,不仅可以提高类风湿关节炎诊断的敏感性和特异性,还可应用于类风湿关节炎的早期诊断及预后评估,有助于提高RF对早期类风湿关节炎患者的诊断。

61.前列腺特异性抗原(PSA)升高意味着得了前列腺癌吗?

前列腺特异性抗原(PSA)是一种由前列腺上皮细胞分泌产生,只在前列腺组织和精液中存在的蛋白。其主要生理功能是防止精液凝固,临床上常常将其作为筛查前列腺癌的首选肿瘤标志物。化验指标主要有总前列腺特异性抗原（tPSA）、游离前列腺特异性抗原（fPSA）和 fPSA/tPSA 比值三项。

PSA 是一种肿瘤标志物，对排查前列腺肿瘤具有重要价值。fPSA 需要跟 tPSA 相结合来看，才能够起到判断有无前列腺肿瘤可能性的作用。单独将 fPSA 进行分析，不能得出实际的临床意义。tPSA 指标小于 4 ng/mL，就基本排除前列腺癌的可能性。如果超过 10 ng/mL，提示前列腺癌的可能性非常高。除此之外，如果 tPSA 指标在 4～10 ng/mL（处于灰区），此时需要参考 fPSA。两者的比值越小，往往提示患有前列腺癌的可能性越大。一般认为 fPSA/tPSA 参考值为 0.16，即其比值小于 0.16 则患前腺癌的可能性高，比值大于 0.16，恶性的可能性相对会比较小。

前列腺特异性抗原敏感性很高，但其升高不仅是前列腺癌引起的，还有许多其他原因：

（1）年龄：年龄对血清 PSA 水平有影响，随年龄的增长，前列腺增生，腺体细胞增多，分泌更多的 PSA，可致 PSA 呈上升趋势。

（2）炎症：急慢性前列腺炎、尿道炎、膀胱炎、精囊炎等都会导致 PSA 升高，应在症状消失后 8 周测定 PSA。

（3）物理刺激：前列腺按摩、前列腺活检、直肠指检、留置导尿管、膀胱镜操作、长时间骑车、前列腺理疗等，都会导致 PSA 升高。

（4）性行为：性刺激可致前列腺充血水肿，释放出更多的 PSA，导致 PSA 升高。

所以，出现前列腺特异性抗原偏高时，还要结合实际情况来进行判断。

62.唐氏筛查是什么？

唐氏综合征，又称"先天愚型"或"Down 综合征"，是由染色体异常（多了一条 21 号染色体）而导致的疾病。唐氏综合征是小儿染色体病中最常见的一种，属常染色体畸变。60% 的患儿在宫内就会流产，患儿以发育迟缓、智力低下为主要特征，伴有多器官发育障碍或畸形。

唐氏筛查是用于判断胎儿患先天愚型和神经管缺陷风险系数高低的检查。它通过检测孕妇血液中甲胎蛋白和绒毛膜促性腺激素（三联包括游离雌三醇）的浓度，结合孕妇的年龄、体重、孕周等指标综合判断胎儿患有先天愚型和神经管缺陷的风险系数。一般年龄在 34 岁以下的孕妇都应该进行唐筛检查，检查应在 14～20 周内进行，最好是在怀孕 16～18 周期间。

如果唐氏筛查出高风险或者是临界风险值,需要进一步行无创DNA检测或者羊水穿刺等检查以明确诊断,两者相比羊水穿刺结果会更加准确。如果是年龄超过34岁的高龄孕妇,家族中有唐氏综合征患者或者已经生过唐氏儿的女性属于高危人群,不需要进行唐筛检查,而应直接进行无创DNA或者羊水穿刺的检查。

唐氏综合征是一种偶发性疾病,所以每一个孕妇都有可能生出"唐氏儿"。唐氏筛查结果是风险评估概率,并不能准确判断是否患病,但这是最简便和无创的检测方法,建议每位孕妇都要重视唐氏综合征筛查。

有些孕妇做唐氏筛查时报告单上会提示有高风险存在。得到高风险结果的可能有两种:第一种是胎儿真的出现了异常,血液指标通常就会异常,导致检查结果风险值较高。另一种是体内激素分泌波动或者是测量出现误差引起的。不管是哪种原因,如果唐氏筛查是高风险,都需要进一步确诊,也就是进行无创DNA检测或者羊水穿刺的检查。

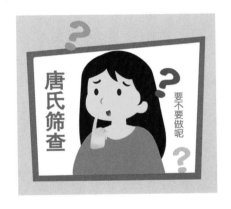

63.特发性膜性肾病与磷脂酶A2受体

膜性肾病(MN)又称"膜性肾小球肾炎",是成人除糖尿病外致肾病综合征的主要原因。膜性肾病是导致成年人肾病综合征最常见的肾病病理类型,占成人肾病综合征的20%～37%,约1/3的患者最终发展为终末期肾脏疾病或死于并发症,6%～23%的膜性肾病患者在患病十年后需透析治疗。

磷脂酶A2受体(PLA2R)是特发性膜性肾病的主要抗原,主要分为M与N两型,其中M型PLA2R为自身抗体的主要靶抗原。检测PLA2R的水平在疾病诊断、进程判断、疗效评估等方面都具有重要价值。因此,形成了基于存在自身抗体与无自身抗体的膜性肾病分类方法。与其他疾病(感染、SLE、结节病、恶性肿瘤)相关的膜性肾病不同,它是一个单独的类别。

膜性肾病 PLA2R 抗体阳性率为 50％～80％。恶性肿瘤相关的膜性肾病不常见 PLA2R 抗体阳性，虽然抗 PLA2R 抗体对原发性膜性肾病具有特异性，但这种抗体存在不能排除合并感染、恶性肿瘤或其他疾病的可能性。

PLA2R 抗体水平对特发性膜性肾病有监测治疗和随访的价值，膜性肾病完全缓解几乎总是与 PLA2R 抗体消失有关。尽管抗体水平下降可能先于临床缓解，但目前还不清楚抗体下降到何种程度可能预示缓解。因此，治疗过程中对 PLA2R 抗体的动态监测还需要进一步研究。检测蛋白尿复发或恶化患者的 PLA2R 抗体，有助于区分膜性肾病复发还是其他原因引起的蛋白尿。

64.胃蛋白酶原与胃癌的关系

胃癌具有早期诊断困难、术后恢复缓慢、发病率和死亡率高的特点，是中国最常见的恶性肿瘤之一。随着研究的不断深入，学者普遍认为慢性萎缩性胃炎是胃癌发展的过渡阶段，慢性萎缩性胃炎、肠上皮化生、不典型增生和胃癌是肠型胃癌发展的四个阶段，前三个阶段是胃癌形成的高危状态，被称为"胃癌前病变"，最后可能发展为胃癌。胃癌的病因尚不完全清楚，但是胃癌的癌前病变是可逆的。因此，早期识别胃的病变状态，进行癌前病变筛查，是降低胃癌发生率的主要预防措施。

胃蛋白酶原（PG）是一种消化性蛋白酶，由胃黏膜主细胞分泌，分为胃蛋白酶原Ⅰ（PGⅠ）、胃蛋白酶原Ⅱ（PGⅡ）两个亚群，大部分胃蛋白酶原经细胞分泌后直接进入人体消化道，约 1％经胃黏膜毛细血管进入血液。其中，PGⅠ大量存在于胃体，而 PGⅡ除胃体外，也存在于胃窦、十二指肠近端和十二指肠腺。胃黏膜是胃蛋白酶原的最主要来源，所以监测血清中的胃蛋白酶原浓度可作为监测胃黏膜状态的手段之一，胃黏膜萎缩范围越广，对胃蛋白酶原检测值的影响越大。当胃黏膜发生萎缩且严重进展时，胃体腺、胃底腺数量减少或被幽门腺所取代，导致 PGⅠ水平下降，而 PGⅡ水平不受影响或影响较小，导致 PGR（PGⅠ/PGⅡ比值）降低。

胃蛋白酶原水平受许多因素的影响，如种族、地区、年龄、性别、身高、体重、体表面积、吸烟史、饮酒史、幽门螺杆菌感染等。目前胃癌确诊主要依靠胃镜及病理组织学检查，其操作繁琐，具有创伤性，难以用来大规模筛查以及术后疗效监测。但是研究发现，血清 PG 可以作为胃癌和癌前病变高危人群的血清肿瘤标志物。血清 PG 及 PGR 可以初步判断早期胃癌的患病情况，提高早期筛查的敏感度，针对 PG 和 PGR 异常的人群，再进行其他肿瘤标志物，如 CEA 以及

CA72-4 联合诊断,大大提高特异性,最终通过胃镜和病理组织学检查确诊,从而提高疾病诊断的准确率。

65.促甲状腺激素受体抗体在甲状腺检查中扮演什么角色?

促甲状腺激素受体抗体(TRAb)是甲状腺中的蛋白抗体指标,具有较强的特异性,通常是诊断患者免疫系统中甲状腺疾病常用的指标。弥漫性甲状腺肿伴甲状腺功能亢进症的患者,其特点之一就是 TRAb 增高,这是导致机体发生甲亢的主要原因。由于 TRAb 表达上调,使得 TSH 的调节功能减弱,负反馈调节机制丧失。

在治疗过程中 TRAb 也关系到甲亢的控制与治疗。如果在治疗过程中 TRAb 逐渐恢复到正常,停药以后甲亢的复发率一般比较低。如果在治疗一年半到两年左右,复查 TRAb 不能降到正常,停药以后甲亢很容易复发。这种患者一般多见于弥漫性毒性甲状腺肿伴甲状腺功能亢进症的患者,有 10%～20% 的患者会有家族性遗传史,其 TRAb 的阳性率也非常高。目前,TRAb 水平高的患者也容易发生甲状腺癌。

66.你了解亚急性甲状腺炎吗?

在甲状腺炎的诸多病种中,有一类比较常见,以自限性为主的类型,名为亚急性甲状腺炎(SAT)。亚急性甲状腺炎常见 20～50 岁女性,主要以病毒感染为诱因,临床表现以颈部疼痛及压痛、甲状腺肿大及触痛和全身炎症反应为主要特征。

目前针对该疾病诊断不一,但主要的依据是有颈部疼痛及压痛,触痛感;甲状腺肿胀不适,伴随有发热、咽痛、乏力、多汗等症状;血沉增快或者 C 反应蛋白升高;血清甲状腺激素浓度升高(促甲状腺激素升高或正常)与甲状腺摄碘率降低双向分离;一过性甲亢;甲状腺彩超或者甲状腺活检结果异常;发病前有上呼吸道感染病史等。

亚急性甲状腺炎典型的临床表现为甲状腺疼痛性肿胀,可发生暂时性声带麻痹。颈部的疼痛可有放射至其他部位,如下颌、耳部或枕后部,可伴全身不适等其他症状,体温轻度或中度升高,个别患者出现高热。该病发病过程迅速,病程长短不一,可维持数周甚至半年以上,常为 2～3 个月。

该疾病患者常存在呼吸道感染等前驱病史,进一步行体格检查时,可发现甲状腺轻、中度肿大,甲状腺质地偏硬,有触痛等。另外,1/3 的亚急性甲状腺炎患者体内存在抗甲状腺过氧化物酶抗体和（或）抗甲状腺球蛋白抗体，少部分患者同时存在促甲状腺激素受体抗体。

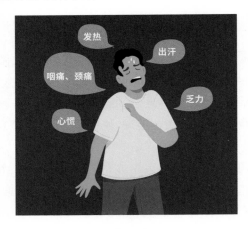

67.C-反应蛋白和超敏 C-反应蛋白有什么区别？

C-反应蛋白（CRP）是能与 C-多糖发生反应的一种蛋白质，因此命名为 C-反应蛋白。

在正常人血清中 CRP 含量不超过 5 mg/L，相对保持稳定，因此 CRP 含量的微小变化可以反映机体生理改变。急性炎症反应时，CRP 含量异常增高，与感染的严重程度呈正相关。疾病治愈后，其含量在 1 周内可恢复正常。病毒感染时，CRP 常不增高。

CRP 和超敏 C-反应蛋白（hs-CRP）是同一种蛋白质，hs-CRP 是后来提出的新概念，这源于检测灵敏度的提高。检测限从 5.0 mg/L 提高到 0.06 mg/L，因此称为"超敏"，这为重新评价其临床应用打下了基础。

CRP 可鉴别心肌梗死和单纯性绞痛或非心源性胸痛。超敏 CRP 可作为动脉粥样硬化的预测指标。CRP 用于心血管疾病危险评估时分为三个危险程度，即低风险水平（CRP<1 mg/L）、中度风险水平（CRP 1~3 mg/L）和高度风险水平（CRP>3 mg/L）。

超敏 C-反应蛋白在健康者未来发生心血管事件的风险评估上不受高血压、糖尿病、高胆固醇及家族疾病史影响，是有力的独立预测指标。超敏 C-反应蛋白越高者，其未来发生心血管疾病的风险也越高。

68.降钙素原和降钙素之间有什么关系？

降钙素原(PCT)是降钙素(CT)的肽前体，是由甲状腺滤泡旁细胞合成并参与钙稳态的一种激素，属于降钙素超家族的成员。降钙素原也可以由肺和肠的神经内分泌细胞产生，并作为急性期反应物释放，以响应炎性刺激，特别是来源于细菌的炎症刺激。降钙素原主要用于脓毒症的诊断和鉴别诊断，脓毒症患者中的水平明显高于非脓毒症患者，细菌性脓毒症患者中的水平显著高于非细菌性脓毒症。降钙素原也可以评估脓毒症严重程度和病情进展情况，若持续升高提示感染加重或治疗失败，反之视为感染好转或治疗成功。另外，降钙素原还可以指导抗生素的使用和监测治疗效果，同时作为抗生素疗效判断的标准。

降钙素是由甲状腺滤泡旁细胞分泌的多肽类激素，与甲状旁腺激素、维生素 D 协同调节体内钙磷代谢。降钙素的主要作用是抑制骨脱钙，防止钙丢失，进而使血液中钙降低，同时抑制肾小管对磷的重吸收，降低血中的磷含量。甲状旁腺功能亢进、血胃泌素过多、肾衰等能引起血清中降钙素升高。

因此，"降钙素原"和"降钙素"虽然只有一字之差，其临床意义和使用场景却是截然不同的。

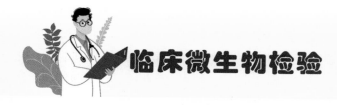

临床微生物检验

1."肺痨"是什么病？

"肺痨"在一些小说和戏剧中也被称为"白色瘟疫"，是由结核分枝杆菌感染而引起的呼吸系统疾病，病灶主要发生于肺组织、气管、支气管和胸膜部位。其常见的临床症状主要表现为咳嗽、咳痰、咯血、胸痛、发热、乏力、食欲减退、午后低热、夜间盗汗、睡醒汗止等症状。患者如果出现上述疑似症状，应及时就诊，做到早发现，早治疗。

2."肺痨"和肺结核是一种病吗？

"肺痨"和肺结核是同一种疾病，只是称谓不同，"肺痨"是中医的称谓，肺结核是西医的称谓。肺结核是结核分枝杆菌感染人体后引起的一种传染性疾病，在我国被列为乙类传染病，人体感染肺结核后不一定发病，当抵抗力降低或长期大量使用免疫抑制剂时，才可能引起临床发病。若能及时诊断治疗，大多数患者可获得临床治愈。

3.怎么确定是否得了肺结核？

对于出现反复咳嗽、咳痰、午后低热、盗汗、乏力以及有明显的咯血、胸痛、呼吸困难的呼吸道症状，并且持续时间在 2 周以上的患者，应高度怀疑肺结核感染。胸部 X 线检查是诊断肺结核的常规首选方法，可发现早期轻微的结核病变，实验室检查是诊断有无结核分枝杆菌感染的主要手段。目前肺结核的实验室检查方法主要有结核分枝杆菌培养及鉴定（金标准）、痰涂片查抗酸杆菌、结核菌感染 T 细胞检测、结核菌素实验、结核分枝杆菌 DNA 检测等。

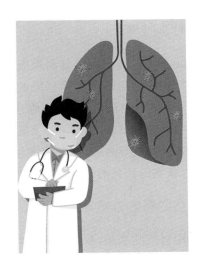

4."肺痨"会传染吗，该如何预防？

"肺痨"即肺结核，是危害严重的呼吸道传染病，每个人都有可能被传染。肺结核具有很强的传染性和致病性。有些人工作繁忙，平常体育锻炼少，作息时间不规律，身体抵抗力就会降低，这些不好的生活习惯都会增加感染结核分枝杆菌的风险。结核分枝杆菌主要通过呼吸道传播，患者在咳嗽、打喷嚏或大声说话时，喷出的飞沫中会存在大量的结核分枝杆菌，健康人吸入这些飞沫后极有可能受到感染。

目前，接种卡介苗是预防结核感染的重要措施。另外，个人还要养成良好的卫生习惯，要保持充足睡眠，合理饮食，加强体育锻炼，提高自身抵抗力。

5.痰液是如何产生的？

痰液是人体呼吸道受刺激后产生的一种黏性液体。在人体气管、支气管的内壁上都覆盖着一层由柱状上皮细胞组成的黏膜，黏膜下层含有较多的黏液腺和浆液腺。这些腺体导管开口于黏膜表面，正常情况下可分泌少量黏液，还可以把从外界吸入呼吸道中的颗粒等黏附住，阻止其进入肺部深处。当气管、支气管受到病原菌刺激或感染后会发生炎症反应，此时，黏液的分泌量就会增加并且形成黏液栓子。这些黏液、脱落坏死的细胞、异物颗粒和病原菌等所有物质最终形成了痰液。

6.痰培养可以用于什么检查?

痰培养主要用于呼吸道感染性病原菌的分离培养及鉴定,协助诊断支气管哮喘、支气管扩张等呼吸系统疾病,可用于肺部感染的辅助诊断,还可用于确诊肺结核等呼吸系统疾病,观察疗效和预后判断,为临床治疗提供更加准确的数据。如果患者出现咳嗽、咳痰(黏稠状痰、脓性痰、腥臭味痰、痰中带血等)、痰鸣音、胸闷、发热、外周血白细胞总数升高、X 线检查提示肺部有浸润或胸腔积液等症状时,均可进行痰培养检查。痰培养检查一般需要 2～4 天出结果。

7.如何留取一份合格的痰培养标本?

留取痰标本时最好采用自然咳痰法,取深咳后的痰液。痰标本留取质量的好坏直接影响到检验的准确性,在使用抗生素之前采集,可以提高病原菌的检出率。目前常用的痰培养标本的采集方法为自然咳痰法。在留取痰标本之前,患者应使用无菌生理盐水漱口,这样可以去除口咽部的正常定植菌群,然后用力咳出咽喉深部的痰液,放到痰培养专用容器中送检。对于一些不能自主咳痰的患者,建议医护人员用吸痰器吸痰。需要注意的是,痰培养标本采集完毕后,应该及时送检,否则放置时间过长会导致大部分病原菌死亡,影响培养的阳性率。

8.痰里的细菌都有害吗?

正常人口咽部含有大量细菌,但是也无需担心,因为大部分细菌都是草绿色链球菌、干燥奈瑟菌等正常菌群(定植菌)。口腔中还存在一部分条件致病菌,比如大肠埃希菌、肺炎克雷伯菌、念珠菌等。这些条件致病菌在一般情况下不会引起机体感染,只有在患者抵抗力降低或大剂量使用免疫抑制剂等情况下,才会引起疾病。如果在痰培养中发现肺炎链球菌、流感嗜血杆菌、化脓性链球菌生长时,应该考虑为致病菌,需要进一步治疗。当痰培养检出其他阴性杆菌,如大肠埃希菌、肺炎克雷伯菌、不动杆菌、假单胞菌等条件致病菌时,需要临床医生结合患者病情,综合评估后决定是否用药治疗。

9.尿培养可以用于什么检查?

尿培养是通过对人体尿液进行病原菌培养鉴定,用于尿路感染性疾病(如膀胱炎、尿道炎、肾盂肾炎等)诊断的一种微生物学检验手段。通过留取清洁中段尿、膀胱穿刺、导尿等手段获取人体尿液,随后进行培养并鉴定出其中的病原菌,同时进行药敏试验,从而更好地指导临床用药。通过尿培养可以发现或明确引起肾脏及尿路感染的多种病原菌,该实验具有简便、准确、价格低廉等优点。

10.如何留取一份合格的尿培养标本?

人体正常尿液应该是无菌的,常用采集清洁中段尿进行病原菌培养(女性在留取之前先清洁外阴),尽量不用导尿法采集标本。对于有持续感染症状但未发现病原菌或治疗无效的患者,建议进行膀胱导尿法采集标本。如果临床怀疑少见菌感染时,建议采用耻骨上膀胱穿刺法采集尿液标本进行培养。尿培养检查时,要使用一次性无菌带盖采样杯采集标本。采集的尿液标本中不能添加防腐剂或消毒剂,标本采集后立即送检,夏季送检时间应≤1 小时。

11.什么是尿路感染? 尿培养检出细菌该怎么办?

尿路感染又称"泌尿系感染",是指病原菌在泌尿系统(尿道、膀胱、输尿管、肾脏)中生长繁殖并引起的相关感染性疾病。目前,根据尿路感染的位置分为上尿路感染和下尿路感染。上尿路感染主要指肾盂肾炎,下尿路感染包括尿道炎和膀胱炎。

尿培养结果发现细菌生长时,如果菌量较大(尿培养会进行定量培养),并且患者有典型的尿路感染症状,如尿频、尿急、尿痛等膀胱刺激征,或者发热伴有腹痛腰痛等症状时,即可诊断为尿路感染,需要及时就医,临床医生会根据细菌培养和药敏结果合理选择抗生素治疗。如果患者是男性,尿液中有细菌生长但不存在尿路刺激症状,建议使用高锰酸钾溶液稀释后,进行包皮外生殖器的清洗,清洗完毕后重新留取尿液进行培养。

12.尿路感染常见的病原菌有哪些?

尿路感染通常由患者自身的常居菌上行至膀胱所致,主要为内源性感染。健康人群膀胱穿刺尿是无菌的,经尿道排出尿液,受到尿道口与外尿道寄居的正常菌群污染而混有细菌。因此,对尿液进行细菌计数培养是判断尿路感染的实验室依据。患有泌尿系感染时,尿中细菌数通常高于 10^5 CFU/mL,尿路感染主要致病菌为大肠埃希菌。另外,奇异变形杆菌、阴沟肠杆菌、肺炎克雷伯菌、腐生葡萄球菌、肠球菌等也是尿路感染常见细菌,其他病原菌如铜绿假单胞菌、杜克雷嗜血杆菌、淋病奈瑟菌、解脲棒状杆菌、人型支原体、解脲支原体等也可引起尿路感染。

13.血培养为什么要抽多瓶血?

血培养是将一定量(一般抽取 8～10 mL)的新鲜血液接种于增菌培养瓶中,放入专用仪器进行培养的微生物检验技术。培养瓶中的营养物质可促进病原菌生长繁殖,通过对其中的病原菌进行鉴定,来鉴别诊断引起血流感染的病原体种类。目前,血培养是诊断血流感染的主要方法,可用于细菌、真菌、厌氧菌、结核菌等引起的菌血症、败血症及脓毒血症的检测。长期发热、不明原因发热或长期静脉置管的患者更需要进行血培养检查,以此来提高病原菌检出率。目前,国内外指南推荐,成人应同时采集 2～3 套(4～6 瓶)血培养,8～10 mL/瓶,增加采集套数和血量会缩短报阳时间,降低医疗费用,做到精准用药,改善患者结局,防止细菌耐药发生。

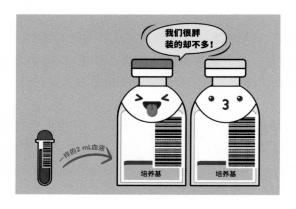

14.血流感染为什么要做血培养检测?

血培养是诊断血流感染的主要手段。引起全身血流感染的病原菌种类较多,患者有基础性疾病、免疫功能降低或长期大量使用免疫抑制剂是引起血流感染的主要原因。有些存在于人体外环境(空气、土壤、植物等)中的病原菌,也可通过呼吸道、胃肠道、泌尿生殖道、皮肤或植入性操作等途径入侵人体,导致血流感染。一旦病原菌侵入血流,并在血液中大量繁殖,其释放的毒素和代谢产物,可引起患者骤发寒战、高热、心动过速、呼吸急促、皮疹,肝脾肿大和精神状态改变等一系列临床症状,严重者可导致休克、器官衰竭。由于病死率高,危害严重,临床医师应对血流感染做出快速、早期诊断,并根据血培养结果及时对患者进行救治。因此,怀疑血液系统存在细菌感染时,应尽快进行血培养检测。

15.如何正确采集血培养标本?

血培养检测首先应选择合适的采集时机。一般选择在患者临床症状表现明显时采集,如当患者出现寒战、发热或体温过低(≤36℃)、皮疹、肝脾肿大、关节疼痛、昏迷或休克症状时采集;当怀疑结核分枝杆菌感染时,通常选择患者咳嗽、咯血、潮热盗汗等症状明显时采集。选择在患者使用抗生素之前,并进行双侧、双瓶、多部位采集,可提高病原菌检出率。医护人员应进行严格的消毒,血培养采集时要严格做好抽血部位的无菌操作,避免被皮肤表面正常菌群污染,造成假阳性结果。成人血量采集标准为8～10毫升,儿童为3～5毫升,婴幼儿为1～2毫升。标本采集完后应及时送检,冬季气温较低时应保温送检。

16.血培养中检出了细菌意味着什么?

正常人血液里是无菌的,如果有细菌生长表明情况严重。当血液中有病原菌生长并不断繁殖时,病原菌随着血液循环到身体各处器官组织,形成菌血症。患者会出现寒战、高热等症状,如果不及时治疗会发展为败血症或脓毒血症,此时菌体产生的大量毒素及代谢产物会对患者造成严重的机体损伤,患者需要及时治疗,否则后果严重,会危及生命。

17.为什么要做粪便培养?

人体肠道中含有很多细菌,其中以厌氧菌数量最多,但绝大部分都属于正常菌群,粪便培养只针对一些能引起感染性疾病的特殊病原菌进行分离培养。目前,粪便培养是诊断消化系统疾病常用检测技术,当患者有消化系统疾病或肠道菌群失调时需要通过粪便培养查找病原菌。尤其在夏秋季,当患者出现不明原因的严重腹痛、腹泻、明显的消瘦、贫血及发热症状时,为查找病因,更需要做粪便培养检查,并根据病原菌培养结果及时进行针对性治疗。

18.腹泻必须要做粪便培养检查吗?

腹泻是指正常排便习惯发生改变,排便次数增加,粪便性状改变(水样便、脓血便等),以及排便时伴有腹痛、里急后重等症状。引起腹泻的原因较多,并不是所有的腹泻患者都需要做粪便培养检查,比如由于消化不良或乳糖不耐受引起的婴幼儿腹泻,轮状病毒、诸如病毒等病毒感染引起的腹泻,还有因长期使用抗菌药物或免疫抑制剂引起的抗生素相关性腹泻等,不建议做粪便培养检查。如果患者腹泻症状严重并且出现水样便或脓血便,近期未使用抗生素但出现腹泻症状,或近期食用不洁食物等情况时,应高度怀疑细菌感染性腹泻,建议及时进行粪便培养检查。

19.粪便培养常见的病原菌有哪些?

粪便中含有大量的细菌,但是绝大多数属于人体正常菌群或条件致病菌,只有很少一部分细菌能引起感染性疾病。粪便培养常见的病原菌主要有引起食物中毒相关性腹泻的金黄色葡萄球菌、蜡样芽孢杆菌、肉毒杆菌和副溶血弧菌等;引起夏秋季相关性腹泻常见的霍乱弧菌、沙门菌、志贺菌、弗劳地枸橼酸杆菌、耶尔森菌及出血性大肠杆菌等;引起抗生素相关性腹泻的艰难梭菌、念珠菌等。

20.什么是抗生素相关性腹泻?

抗生素相关性腹泻是指使用广谱抗生素后发生的与抗生素不合理使用有关的腹泻,伴随着抗生素的使用而发生的无法用其他原因解释的腹泻。抗生素相关性腹泻的临床症状主要有以下表现。

(1)轻症患者:主要表现为腹泻、稀便。

(2)中度患者:一般表现为腹痛、腹泻。

(3)重度患者:在严重肠道菌群紊乱基础上往往继发有特殊条件致病菌感染(如艰难梭菌、金黄色葡萄球菌等)并伴有腹痛、腹泻、发热、头痛等症状。目前,由艰难梭菌感染引起的抗生素相关性腹泻比较多见,建议及时到医院进行相关检测。

21.支原体是细菌的一种吗?

支原体不是细菌,是介于病毒与细菌之间最小的原核细胞型微生物,它没有细胞壁,菌体形态多样性,呈丝状或分枝状。支原体的种类很多,目前已发现100余种,并且广泛存在于人或者动物体内,绝大多数不会引起疾病,只有肺炎支原体、解脲支原体等极少数种类可引起疾病。

22.支原体引起的感染都有哪些症状?

支原体种类繁多,可引起人类感染的主要有肺炎支原体、解脲支原体、人型支原体、生殖支原体等。支原体感染人体后,可引起呼吸道、泌尿生殖道的感染,如果治疗不及时,可出现相关的并发症。不同支原体感染的危害不同,如肺炎支原体主要引起呼吸道感染、支气管炎等,可导致皮疹、神经和心血管等肺外症状,好发于儿童,多见于秋冬季;生殖支原体、人型支原体等主要引起子宫内膜炎、盆腔炎、不孕不育、新生儿肺炎、脑膜炎、泌尿生殖道感染等疾病;解脲支原体主要感染生殖道,引起非淋病尿道炎、尿路结石等疾病。

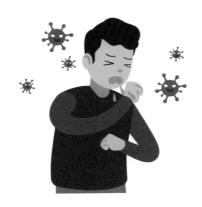

23.支原体引起的尿路感染该如何检查?

引起泌尿生殖道感染的支原体种类主要是解脲支原体和人型支原体两类,支原体感染可通过实验室检查进行明确诊断。目前,诊断泌尿系统支原体感染的检测方法有病原菌培养(金标准)、血清学实验、核酸检测等。病原菌培养是常用的检测方法,该检测方法操作简单,检测周期短、敏感性高,患者留取晨尿(前段尿)送检,2天可出培养及药敏试验结果。

24.如何避免支原体感染?

检测发现支原体感染后,若不及时治疗,可导致感染症状加重,还可能出现严重的并发症。因此,尽早进行病原菌检测有利于疾病的诊断和治疗。目前,还没有预防支原体感染的有效疫苗,预防措施主要以生活管理为主。不同传播途径的支原体其预防措施不同,如对于靠飞沫传播的肺炎支原体的预防措施主要是建议佩戴口罩、注意手卫生和不去人员密集场所等;通过性传播的解脲支原体、人型支原体的预防措施包括不去卫生条件差的公共浴池洗澡、洁身自好、避免性传播等。

25.什么是药敏试验?

体外抗菌药物敏感性试验简称"药敏试验",主要是检测病原菌对不同抗菌药物的敏感程度,测定抗生素对病原菌的抑制或杀灭能力的实验。首先从患者送检的各类培养标本中分离出病原菌,再根据培养检出的病原菌种类选择相应的抗菌药物进行药物敏感试验,临床医生会根据药敏实验结果选择合适的抗生素进行抗感染治疗。

26.为什么要做药敏试验?

药敏试验可以快速有效地检测病原菌对抗菌药物的敏感性,并且及时发现分离耐药菌株,临床医生会根据药敏结果选择最有效、最经济的抗菌药物进行抗感染治疗,同时采取相应的措施控制和预防耐药菌株的传播。准确及时的药敏试验结果,是临床抗感染精准用药、精准治疗的重要依据,对于患者而言也能缩短治疗周期,减轻经济负担。

27.药敏试验检测哪些抗生素?

每种抗菌药物都有特定的抗菌活性,有些病原菌会对某些抗生素天然耐药(没有治疗效果)。在选择抗菌药物时,首先要排除天然耐药的抗生素,其次要考虑所针对的病原菌种类。不同的病原菌检测的抗菌药物不同,微生物实验室会根据当地或自己医院的病原菌流行及耐药情况制定相应的药敏谱,并以此进行合理有效的药物敏感性试验。目前,药敏试验主要检测的药物有青霉素类(青霉素、氨苄西林等)、头孢菌素类、氨基糖苷类(庆大霉素等)、碳青霉烯类(亚胺培南等)、大环内酯类(红霉素等)、糖肽类(万古霉素等)、喹诺酮类(左氧氟沙星等)、加酶抑制剂的抗生素(头孢哌酮舒巴坦)等。检测的抗生素种类必须满足本院临床抗感染治疗用药的基本需求。

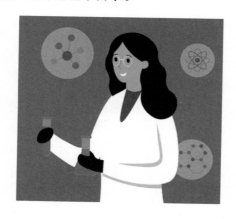

28.药敏报告结果怎么看？

当拿到细菌鉴定药敏报告单时，医生首先应核对患者信息是否正确，报告单上有本次培养检出的病原菌名称和相应的药敏试验结果及判断标准（S/敏感、I/中度敏感、R/耐药）等各种信息，非专业人士可能会对药敏报告上的"S、I、R"感到费解。举例说明，药敏报告单上检测的抗菌药物名称为"青霉素"，当检测结果为"S"时，表明该病原菌对青霉素敏感，用青霉素治疗有效；当检测结果为"R"时，表明病原菌对青霉素产生了耐药性，用青霉素治疗无效；当检测结果为"I"时，表明该病原菌对青霉素中度敏感，这种情况下一般不会选用该药物进行治疗。如果因治疗需要必须选用该药物时，需通过加大用药剂量或提高用药频次才能达到治疗效果。

29.什么是耐药菌？

从字面上理解，耐药菌其实就是对抗生素具有耐药性的细菌。细菌是一种古老的微生物，迄今为止，已在地球上存在了35亿年。细菌跟人类一样，也存在着优胜劣汰的自然选择。耐药菌就是这样一群能不断适应环境变化的狡猾细菌，它们对于人类发明的各种抗生素都有很强的适应能力，并能很快产生抗药性，导致常规治疗用药很难将其杀灭。为了控制感染，临床医生只能提高用药频率或加大药物剂量，期望以此能彻底杀灭细菌。如此反复的用药方法就会让耐药菌变得越来越强大，耐药性也会更强，导致治疗效果降低甚至无效，反而增加了感染性疾病治疗的难度。

30.什么是"超级细菌"？

"超级细菌"并不是特指某一种细菌，而是泛指那些对多种抗生素具有耐药性的细菌，确切地应称为"多重耐药性细菌"。这类细菌对抗生素有强大的抵抗作用，能逃避被杀灭的危险。近年来，全球不断报道"超级细菌"感染事件，如2010年在印度发现的一类携带Ⅰ型新德里

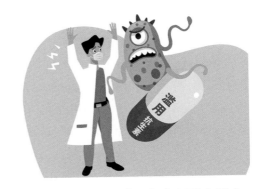

金属蛋白酶的"超级细菌"，短时间内蔓延至全球十几个国家，造成上万人死亡。

这类超级耐药细菌的出现对人类健康带来了很大威胁,一旦被"超级细菌"感染,人体仅有的免疫力根本不起作用。目前使用的抗生素也不能杀灭该细菌,临床几乎无药可用,最终等待患者的往往是全身严重感染或多器官衰竭而导致的死亡。

31.常见的耐药菌有哪些?

耐药菌是在长期大量不合理应用抗生素后出现的对抗生素产生耐药性的细菌,耐药菌的出现增加了感染性疾病治愈的难度。目前常见的耐药菌有耐甲氧西林金黄色葡萄球菌(MRSA)、碳青霉烯类抗生素耐药肠杆菌(CRE)、碳青霉烯类抗生素耐药鲍曼不动杆菌(CRAB)、碳青霉烯类抗生素耐药铜绿假单胞菌(CRPA)、万古霉素耐药肠球菌(VRE)、产超广谱 β-内酰胺酶肠杆菌(ESBLs)、耐青霉素肺炎链球菌(PRSP)等。

32.如何预防耐药菌感染?

耐药菌可能会传染给健康人,但是在免疫力正常且没有基础疾病的人群当中,一般没有临床症状或者不会引起严重感染。如果从住院患者当中检测出耐药菌,而住院患者本身免疫力又较低,为防止耐药菌在患者之间相互传播感染,医护人员就要采取必要的防护隔离措施,防止院内感染的发生。

目前,预防耐药菌感染的措施主要有以下几方面:

(1)要根据病原菌培养和药敏结果合理选用抗菌药物,正确合理地实施个体化用药方案,避免盲目的经验性用药导致产生超级耐药菌。

(2)医务人员应严格执行无菌操作技术规程,减少感染的危险因素。

(3)要加强消毒管理,做好个人手部卫生。

33.真菌是细菌的一种吗?

真菌不属于细菌一类,其和细菌有着本质的区别。真菌的种类很多,常见的有霉菌、酵母菌、蘑菇、冬虫夏草以及大家认为的"太岁"等。真菌是真核细胞型微生物,通过寄生、腐生或共生的方式生存。细菌仅有原始核结构,无核膜和核仁,细胞器很少,属于原核细胞型微生物。

目前被认识并描述的真菌有 12 万余种,对人类致病的有 500 余种,只占真菌种类的一小部分,分为病原性真菌和条件致病性真菌,常见的有曲霉菌、毛霉菌等。另一部分为有益真菌,主要用于纺织、造纸、酿造、制革和石油发酵等,与人类的生活密切相关。

34.真菌感染有什么危害?

近年来,由真菌引起的感染比较常见,根据其侵犯的人体部位,可以分为浅部真菌感染和深部真菌感染。浅部真菌感染时,病原菌主要侵犯人体毛发、皮肤等部位,可引起体癣、头癣和手足癣等疾病,如果及时进行检测、治疗,则预后良好,基本都能治愈。若病原菌侵犯人体深部组织或器官,并引起全身播散性深部真菌感染时,则预后较差,如不及时治疗,病死率较高。

35.如何判断是否得了"真菌病"?

目前,可引起人类致病的真菌有 500 余种,这些由致病性真菌和条件致病性真菌引起并出现临床感染症状的疾病称为"真菌病"。真菌感染的实验室检查主要有三种:

(1)真菌培养法,可以明确感染的真菌种类及感染部位,也是诊断真菌感染的"金标准"。

(2)辅助检查,主要有标本涂片检查法,用来初步判断有无真菌感染。

(3)对于复杂性深部真菌感染的诊断,可以通过真菌 D 葡聚糖检测(G 试验)、曲霉菌血清学实验(GM 试验)、隐球菌荚膜多糖抗原检测等血清学试验来鉴别诊断。

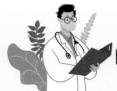

临床分子生物学检验

1.什么是核酸？什么是基因？二者有何关系？

核酸是由许多核苷酸聚合而成的生物大分子化合物，是构成生命的基本物质之一。根据化学组成不同，核酸可分为脱氧核糖核酸（DNA）和核糖核酸（RNA）。DNA 是储存、复制和传递遗传信息的主要物质基础，RNA 在蛋白质合成过程中起着重要作用。核酸不仅是生命的基本遗传物质，还控制着蛋白质的生物合成，因而在生长、遗传、变异等一系列重大过程中起决定性作用。

基因是指携带有遗传信息的 DNA 序列，是控制个体性状的基本遗传单位，储存着生命的种族、血型、孕育、生长等过程的全部信息。一般来说，同一生物体中的每个细胞都含有相同的基因，但并不是每个细胞中的每个基因所携带的遗传信息都会表达出来。细胞类型的不同与基因表达的不同有关。

总之，基因是一段核酸序列，只要这个序列有一定的遗传效应，能控制某些性状的表达，这个核酸序列就可称为"基因"。二者既有区别又有联系，密不可分。

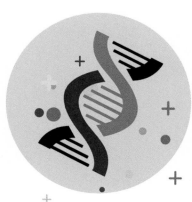

2.什么是 PCR 实验室，能检测哪些项目?

我们熟悉的新冠病毒核酸检测就是在 PCR 实验室进行的。PCR 实验室是临床基因扩增检验实验室的简称。该实验室的检测项目主要依托 PCR 技术原理实施，因此把它简称为"PCR 实验室"。实际上，PCR 实验室主要开展以分子诊断为主的检验项目。

PCR 技术是聚合酶链式反应的简称，用于放大检测特定的 DNA 或 RNA 序列，可看作生物体外的特殊 DNA 或 RNA 复制。通过 DNA 或 RNA 序列追踪体系，能够反映患者体内的病原体含量，其精确度高达纳米级别。例如，可以通过荧光定量 PCR 技术检测标本中乙肝病毒的含量，帮助医师判断病毒在患者体内的复制情况，从而给出最合适的用药方案。

PCR 实验室的检测项目主要针对病原体的核酸检测，如巨细胞病毒、EB 病毒、乙型肝炎病毒、单纯疱疹病毒、手足口病毒、甲/乙型流感病毒等病毒类检测;沙眼衣原体、淋球菌、解脲脲原体、呼吸道常见病原菌等细菌类检测，以及肿瘤易感基因、耳聋基因分型、人乳头瘤病毒分型等基因检测。同时，随着科学技术的不断发展，一些新的分子诊断技术正逐渐应用于临床，如基因测序技术、核酸质谱技术、生物芯片技术等。目前大家熟知的无创产前筛查、新生儿疾病筛查、微生物宏基因组测序等项目，就是通过高通量测序技术来实现的。

3.病原体核酸检测的报告结果怎么看?

PCR 实验室的检测项目按类型可分为定性项目和定量项目。定性项目的检测结果以"阴性/阳性"的形式报告。查看此类报告单时主要看结果栏显示"阴性"还是"阳性"。一般情况下，此类项目的正常值是阴性，出现阳性即提示检测结果异常。定量项目一般是通过荧光定量 PCR 法或其他分子生物学方法确定标本中的病原体含量，结果以数值形式报告。在"结果"一栏后通常跟着"参考范围"，也是以数值的形式展示。查看此类报告单时主要看结果栏后是否有升高或者下降的箭头。高于参考范围的结果会标记为升高箭头，低于参考范围的结果会标记为下降箭头，存在箭头即表示结果异常。

在病原体核酸检测的定量项目中，通常会看到结果栏中会有类似"5.02E＋04 IU/mL"这样的一串数字，它提示患者标本中有病原体存在。这是一种科学记数法，"E"代表十的次方，后面跟随的"＋04"代表 4 次方，IU 是病原体含量单位缩写。5.02E＋04 IU/mL 即表示每毫升标本中含有 5.02×10^4 个国际单位

（IU）的病原体核酸含量。如果出现这样的报告，就要尽快找医生问诊了。

4.为什么有的项目是"定性"项目，有的是"定量"项目？

"定性"检测项目只关注是否能在标本中检出病原体，并不关心病原体的含量，结果用"阴性"或"阳性"表示。"定量"检测项目除了关注是否能在标本中检出病原体外，还要通过一系列的计算方法，获得病原体在标本中的含量高低，结果用数值表示。

选择"定性"检测项目还是"定量"检测项目需要结合临床疾病的特点和诊疗需求，一般由医生进行判断。有些疾病的诊断和治疗单纯依据病原体的有无即可，如 B 族链球菌（GBS）检测、女性常做的人乳头瘤病毒（HPV）检测，这些项目不需要进一步获得病原体的含量，定性检测即可满足临床诊疗需求。而有些病原体需要知道具体含量才可帮助医生做出判断，继而制定不同的治疗方案，如乙肝病毒（HBV）、丙肝病毒（HCV）、巨细胞病毒（CMV）等。

"定性"抑或是"定量"检测还会受到市场上对应病原体检测试剂盒的研发限制。有些病原体检测技术非常成熟，市场上有适用于定量检测的试剂，而有些病原体检测相对新颖，因为研发定性试剂更为简单，市场上只有定性检测的试剂。所以，还要结合试剂盒应用情况决定。如果某个项目既有定性检测试剂又有定量检测试剂，医生会结合患者特点及检测方法的不同意义，选择更适合诊疗需求的检验医嘱。比如，筛查疾病时通常用定性检测，已知某种病原体感染，判断其严重程度时则用定量检测。

5.咨询结果时被告知标本正在复查，意味着有危险吗？

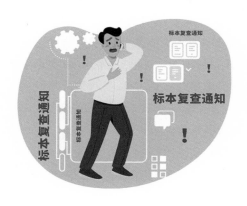

患者接到标本复查通知时不用紧张，可以先问问原因。导致标本复查的原因有很多，客观原因占大多数。有的是标本采样不合格，提取不到充足的核酸，导致无法检测；有的是检测结果处于临界值，按要求需联系患者重新采样；有的是仪器设备异常，导致结果不可靠，需要重新检测；还有的是检验结果超出了试剂本身的线性范围，需要稀释后进一步检测等。复查是保证结果准确、可靠的必要过程，代表着检验人员对标本和患者负责的工作态度。所以,被告知标本正在复查与患者是否存在危险并没有必然联系。

6.分子诊断中的"高灵敏度"和"低灵敏度"有何区别?

"高灵敏度"和"低灵敏度"是两个相对的概念。以肝炎病毒核酸检测为例,早期的实验室诊断由于技术水平受限,肝炎病毒在标本中的含量要达到一定水平才可以被检测到。近年来,随着检测技术的迭代更新,灵敏度更高的产品相继出现,如乙型肝炎病毒核酸检测下限已到了 20 IU/mL,甚至更低。能够检测到的最低数值越低,检测方法的灵敏度越高,而高灵敏度的试剂往往伴随更高的价格。目前医用"超高敏乙型肝炎 DNA 测定"试剂最低检测下限一般在 20 IU/mL,而普通灵敏度的乙肝病毒核酸检测试剂最低检测下限一般在 $50\sim$ 200 IU/mL,即标本中乙肝病毒的核酸含量达到 20 IU/mL 就可以被高灵敏度试剂检测到,达到 50IU/mL 才能被相对较低灵敏度的试剂检测到。

对于病毒载量较低(常见于感染早期、窗口期、治疗后检测病毒余量)的患者,最好选择高灵敏度试剂进行检测,以防因灵敏度低导致结果无法检出,影响病情判断和下一步的治疗。而对于已经知道存在病原体感染且病毒含量本身比较高时,低灵敏度的检测试剂就可以检出,没有必要选择高灵敏度的试剂。医师在开立医嘱时会根据患者综合情况给出最佳方案。

7.乙肝"大三阳"或"小三阳"患者,为什么 HBV-DNA 结果却为阴性?

HBV-DNA 检测是利用分子生物学的方法,确定乙肝病毒在体内存在的数量,侧面反映病毒 DNA 的复制情况和活跃程度。在临床上,"大三阳"或"小三阳"患者乙肝病毒 DNA 结果可呈现较大不同,有的患者 DNA 结果为阴性,有的患者却有数十万以上的病毒载量,这是由于个人当前身体状况及医疗干预情况不同对 HBV 复制的控制程度不同造成的。如果遵照医嘱及时服药或治疗,即便是"大三阳"或"小三阳"患者,病毒复制受到抑制,疾病趋于好转,DNA 结果可能为阴性,这是乙肝病毒控制良好的标志。

8.为何器官移植后通常检测血液中巨细胞病毒的含量?

巨细胞病毒(CMV)是一种常见的感染性疱疹病毒,在人群中的感染非常普遍,健康成年人既往感染率高达 50% 以上。免疫功能正常者感染 CMV 后可能没有症状,或仅存在轻微症状。但痊愈后 CMV 不一定完全被清除,它们可能潜伏在细胞中休眠,在人体免疫功能低下时重新活化,引起感染。

器官移植的患者由于服用免疫抑制药物导致免疫状态低下,体内潜伏的 CMV 容易活化,进一步感染人体,对移植受体造成一系列直接或间接的损害。CMV 进入组织器官后会引起相应器官的病变,如导致肺炎、肝炎、结肠炎等。CMV 还可能增加急性排斥反应的发生率、增加移植后糖尿病的发生率,或通过影响免疫系统损害心血管结构和功能,增加病原微生物感染的风险。因此,在移植手术后对 CMV 的检测、预防和及时干预非常重要。

9.带状疱疹为何喜欢中老年人?

人们常说最美不过夕阳红,而最疼可能莫过"腰缠龙"。带状疱疹俗称"缠腰龙""串腰龙",是水痘—带状疱疹病毒在体内再激活所引起的感染性皮肤病。该病毒既可以让人得水痘,又可以让人得带状疱疹。人群对带状疱疹病毒普遍易感,病毒可通过飞沫和接触传播,由呼吸道黏膜进入人体。对患者进行血常规检测,可以看到单核细胞增多,若对疱底进行刮取物涂片,可以查到病毒的包涵体。

第一次感染带状疱疹病毒往往在儿童时期,水痘痊愈后,病毒并未清退,而是在人体神经节内长期潜伏。当然,也有些人感染病毒后并没有临床症状,只是隐匿感染,因此很多患者根本不知道体内已经携带了带状疱疹病毒。随着年龄的增长,机体的免疫力衰退,皮肤的生理结构逐渐发生退行性改变,带状疱疹

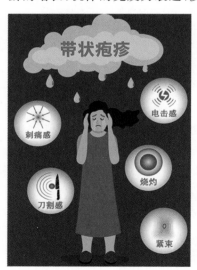

的发病率大幅增加。在我国,50 岁以上人群每年新发带状疱疹约 160 万人。老年人往往患有一种甚至多种基础性疾病,如心血管疾病、糖尿病等。慢性病患者一旦得带状疱疹,发生带状疱疹后神经痛的风险会更高。

带状疱疹的治疗多以抗病毒及对症治疗为主,目前尚无特效药。治疗目标是缓解急性期疼痛,缩短皮损持续时间,防止皮损扩散,预防或减轻带状疱疹后神经痛等并发症。遗憾的是,如此痛苦的疾病,得一次并不代表终生免疫,痊愈后仍有可能复发。因此,接种带状疱疹疫苗是目前最有效可行的预防手段。

10.如何判断孩子是否得了手足口病?

手足口病是由肠道病毒引起的传染病。该病常见于学龄前儿童,以婴幼儿多见,可引起发热和手、足、口腔等部位的皮疹、溃疡。该病一般预后良好,个别患者可出现心肌炎、肺水肿、无菌性脑膜脑炎等并发症。

判断孩子是否得了手足口病,主要通过临床表现和实验室检查。手足口病引起的临床症状比较明显,在孩子出疹前往往会出现发热以及一些发热伴随症状,如流鼻涕、食欲减退、咳嗽等,且在发热的同时或两天之后,在手、足、臀部出现斑丘疹,逐渐发展为丘疹及疱疹,口腔黏膜处也可能出现散在的丘疹。

实验室检查可以明确肠道病毒的感染。一般采集儿童大便或者咽拭子进行病毒核酸检测,如果在样本中发现柯萨奇病毒A组的16、4、5、9、10型,B组的2、5型,或者肠道病毒71型,就可以确定患有手足口病,需要及时填报传染病卡并让儿童尽早隔离。

11.如何区分流感和普通感冒?

区分流感和普通感冒主要是根据发病季节、临床表现和实验室检查。

流感病毒不耐高温,发病季节一般在11月份到第二年的2月份,普通感冒则是在一年中的任何季节都可以发病。流感多有明显的传染症状,尤其是接触流感患者后发病。临床表现相对严重,如持续发热、全身疼痛、精神萎靡、四肢无力、食欲减退等。另外,流感容易导致肺炎、病毒性心肌炎等并发症。而普通感冒的临床表现相对较轻,一般只有鼻塞、流涕、咽痛、咳嗽等表现,很少出现高热、全身疼痛、四肢无力等表现,一般很少出现并发症。

流感明确诊断主要依靠实验室检查。如果感染了流感病毒,患者咽拭子中往往可以检出病毒核酸,一般以甲型流感病毒和乙型流感病毒最为常见。治疗流感以使用奥司他韦等特异性抗病毒药物为主,而普通感冒则是以对症治疗为主。

12.为什么孕晚期要检测B族链球菌?

B族链球菌(GBS)一般指无乳链球菌,是一种革兰氏阳性链球菌,可引起新生儿早发和晚发型感染。

B族链球菌正常寄居于人体的阴道和直肠,是一种条件致病菌,健康人群感染后并不致病。据统计,10%～30%的孕妇有感染B族链球菌,其中40%～70%在分娩过程中会传递给新生儿,是造成孕妇产褥期脓毒血症和新生儿脑膜炎的重要原因，也可以引起产后感染菌血症、心内膜炎、皮肤和软组织感染及骨髓炎。

B 族链球菌的实验室检测主要依靠分子生物学手段。在孕 34～36 周采集阴道下 1/3 及直肠分泌物，提取核酸进行 B 族链球菌检测。如果结果阳性，需要使用抗生素治疗。治疗首选青霉素，如果患者对青霉素过敏，可以采用大环内酯类抗生素或者头孢类抗生素进行治疗。

13.新冠病毒核酸检测是怎样进行的？

新冠病毒核酸检测是目前新冠肺炎病例诊断的"金标准"。新冠病毒是一种仅含有 RNA 的病毒，病毒中特异性的 RNA 序列是区分该病毒与其他病原体的标志物。在临床实验室检测过程中，如果能从患者标本中检测到新冠病毒特异性核酸序列，就提示该患者感染了新冠病毒。

采集完咽拭子后，还要经过标本前处理、核酸提取、PCR 扩增、结果判读和报告发放五个过程。标本转运到实验室后，立即进行接收和前处理，主要包括消毒、编号和样本信息录入，随后进行核酸提取。核酸提取是通过物理和生物化学方法去除样本检测时非必要的物质（如蛋白质等），将包含着新冠病毒特有遗传信息的核酸提取出来。之后，要把核酸加入已配置好的反应体系中，放入荧光定量 PCR 仪中进行扩增。PCR 扩增是将新冠病毒特异性序列级联放大的过程，如果样本中含有新冠病毒，则会在这个过程中被捕捉到。扩增完成后，检验人员会根据扩增曲线结合所用试剂的特点进行结果判读。完成上述流程后，一份新冠病毒核酸检测报告就可以发出了。

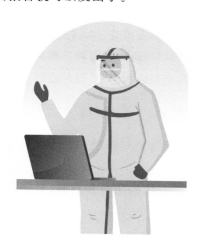

14.新冠病毒核酸"快检"是什么?

新冠病毒核酸快速检测简称"快检",与普通核酸检测有以下区别:

(1)出具检测结果的时限不同。常规的新冠病毒核酸检测从样本进入实验室到出具结果一般需要4~6小时,但是新冠病毒核酸快检能将完整流程缩短至2小时内,个别快检试剂甚至可以在1小时左右完成整个检测流程。

(2)对检测试剂与设备的要求不同。新冠病毒核酸快检应使用同一厂家配套的试剂和设备,而普通新冠病毒核酸检测则无此要求,不同厂家的检测试剂可以在同一个荧光定量扩增仪中进行实验。

(3)试剂工艺不同。与常规试剂对比,部分新冠病毒核酸快检试剂中增加了防污染体系UNG酶和dUTP酶,能够降解PCR过程中产生的污染物,降低PCR产物污染引起的假阳性。此外,还增添了热启动Taq抗体酶和C-MMLV酶等高效酶体系,提高PCR反应的特异性和灵敏性,以满足"快速"的检测需求。

(4)应用场景不同。新冠病毒核酸快检全过程所需时间明显缩短、仪器小型化,这是在临床上为满足发热门诊、急诊等应用场景需求而向即时检测发展设计产生的。

15.新冠病毒核酸检测的"单采"和"混采"有什么不同?

"单采"和"混采"分别为新冠病毒核酸检测不同的采样方式。"单采"是指给某一个人单独采样,将采集到的口咽拭子或者鼻咽拭子标本放到一个单独的采集管中进行单独送检。"混采"是给多个人独立采样后,混合在一个采样管中集中送检。

"单采"主要适用于高风险地区及重点人群,采集其鼻、咽或者痰标本。实行单人单管采样检测,是为了判断受检者是否携带病毒及感染状态,以便早发现早处置。"混采"是目前新冠核酸检测中广泛使用的筛查方法,在开展全员或区域大规模人群核酸筛查时,可明显提高检测效率、加快检测速度,最大程度降低新冠肺炎疫情输入及本地疫情扩散风险。

虽然"单采"和"混采"的采样管不同,里面保存液的用量也有区别,但在规范操作的前提下,单采、混采检测的准确性基本一致。

16.新冠病毒核酸采样鼻拭子和咽拭子有何区别?

鼻拭子和咽拭子采集是获取上呼吸道标本的两种常见方法,主要区别是采集部位不同。鼻拭子采集是将拭子经过鼻腔蘸取鼻腔内侧和鼻黏膜表面的分泌物作为待测标本进行检测;而咽拭子采集是将拭子经过口腔蘸取咽部黏膜表面的分泌物作为待测标本进行检测。

在采集鼻拭子标本时,拭子会从鼻腔进入,如果规范操作的话对黏膜造成的刺激较小。鼻拭子优点是可以在鼻咽部停留更长的时间,以便获得足够量的样本,但是因为看不到咽部采样位置,主要依靠的是手部感觉阻力,所以对于患有鼻窦炎、过敏性鼻炎的患者来说不建议做鼻拭子,以免对鼻腔造成损伤。

在采集咽拭子标本时,咽拭子会对咽部造成一定的刺激,对于一些咽部比较敏感的人群来说可能会出现恶心、呕吐的反应,建议在采集标本前放松心情,不要过于紧张。当采集完后,若感觉咽部不适,建议少食辛辣刺激、油腻的食物,多喝水,多吃蔬菜水果,适当安排休息,一般来说短时间就能恢复正常。

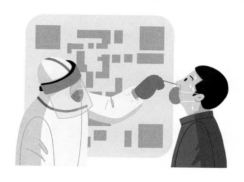

17.新冠病毒核酸采样管中的红色液体有什么作用?

核酸采样管中的红色液体称为"病毒核酸保存液"。病毒核酸保存液中含有胍盐和双咪唑烷两种重要成分。胍盐是一种常用的蛋白质变性剂,它可以破坏病毒表面蛋白外壳,从而使病毒失去活性和感染能力。双咪唑烷有一定的杀菌抑菌作用,通常被用作防腐剂,我们常用的某些面膜、乳液中也有添加,低剂量接触基本没有风险,万一沾在皮肤上也不用太过担心,清水洗净即可。

液体之所以发红,是因为添加了指示剂酚红。酚红在中性环境下是红色的,碱性环境会变成紫色,酸性则是黄色。如果保存液被细菌污染(常见于保存液失效或样本中携带细菌),液体 pH 值下降,就会由红变黄。

另外,病毒保存液中的无机盐能维持一个相对稳定的 pH 值,保证病毒核酸短时间内不会裂解。因此,核酸管里的红色液体主要有灭活病毒、抑制细菌以及维持核酸稳定性的作用。

18.什么是 CT 值？

CT 值（Cycle Threshold）称为"循环阈值"，指检测出病毒片段时最小信号值所需要进行的扩增循环数。换句话讲，经过 2 的多少次方的循环扩增，CT 值就是多少，它可以反映病原体在标本中的含量高低。在新冠病毒核酸检测中，CT 值越高，说明检测到一定量的新冠病毒所需的放大倍数越多，代表标本中病毒含量越少。反之，CT 值越低，意味着越少的反应循环数即可检测到病毒，标本中病毒含量越高。

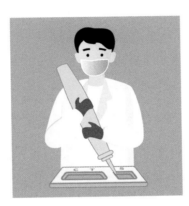

19.除了核酸检测，新冠病毒还有哪些常见的检测方法？

除了"金标准"核酸检测外，新冠病毒常见的检测方法还有抗体检测和抗原检测。新冠病毒抗体检测是通过检测体内是否存在新冠病毒抗体从而判断被检测者是否发生感染的一种间接检测手段，在这个过程中，新冠病毒的外壳蛋白是引起人体发生特异性免疫的抗原。而在新冠病毒感染的全过程中，血清中主要存在 IgM 和 IgG 两种亚型的抗体。IgM 抗体是病毒入侵后特异性免疫应答产生的第一种抗体，存在于感染早期。IgG 抗体是病毒入侵后血清中主要存在的一类抗体，其产生晚于 IgM 抗体，但能够长期存在于痊愈人群的血清中。

新冠病毒抗原检测是另一种能够用于判定被检测者是否发生感染的直接检测手段，这里的被检目标是包被在新冠病毒核酸外的蛋白质外壳。同时，为了进行体外抗原-抗体特异性反应，需要制备高特异性的抗新冠病毒外壳蛋白（主要是 N 蛋白）的单克隆抗体。新冠病毒抗原检测操作便捷，但特异度不如新冠病毒核酸检测高。

20.女性查体时有必要检测 HPV 基因分型吗?

人乳头瘤病毒(HPV)基因分型检测是取宫颈口的分泌物进行分子生物学检查,有助于发现 HPV 感染,可鉴别 HPV 感染的型别,对宫颈癌早期筛查有重要意义。

HPV 可根据对人体危险程度的不同分为低危型和高危型。常见的低危型 HPV 包括 6、11、42、43、44、81 型,低危型 HPV 感染容易导致尖锐湿疣和皮肤疣。常见的高危型包括 16、18、31、33、35、39、45、51、52、53、56、58、59、66、68、73、82、83 型,高危型 HPV 感染是导致宫颈癌的主要诱因。通过 HPV 病毒分型检测,有助于判断患者感染的病毒亚型,辅助宫颈癌的预防和早期筛查。因此,在查体时进行 HPV 分型检测是对女性健康非常有意义的。

21.查体时发现感染了 HPV,意味着会得宫颈癌吗?

HPV 是球形双链 DNA 病毒,能引起人体皮肤黏膜的鳞状上皮增殖,症状表现为寻常疣、生殖器疣(尖锐湿疣)等,部分 HPV 可以进一步导致肛门癌、生殖器癌等。目前已发现 400 多种类型的 HPV,根据感染部位的不同,可分为皮肤型和黏膜型;根据危险程度的不同,可分为高危型和低危型。黏膜高危型 HPV(如 HPV16、HPV18、HPV30 等)与宫颈癌、口咽癌等肿瘤的关系非常密切,但也有一些低危型的 HPV,可以引起寻常疣、趾疣、扁平疣等。所以,并不是所有类型的 HPV 都会导致肿瘤。此外,即便感染了高危型 HPV,也不会立即发展为癌症,可以通过及时就医治疗,阻断病毒的持续感染。

22.感染了 HPV,还可以打 HPV 疫苗吗?

HPV 疫苗对 HPV 感染导致的尖锐湿疣、宫颈癌等疾病具有很好的预防作用。目前市场上 HPV 疫苗一般分为二价、四价和九价,推荐接种年龄范围在 9~45 岁,尤以未发生过性行为的女性接种效果最好。对于已经发生过性行为的女性,可以通过 HPV 分型检测或宫颈 TCT 检测确定是否有 HPV 感染。如果存在 HPV 感染,需要了解其分型,及时治疗。在治疗期间是不推荐进行 HPV 疫苗注射的。如果之前感染过 HPV,现在已经治愈,则可在满足其他接种条件的前提下注射 HPV 疫苗。

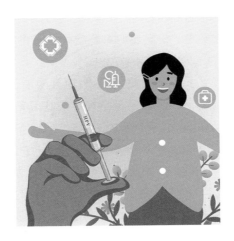

23.新生儿耳聋基因筛查结果阳性,孩子长大后会变聋吗?

耳聋基因检测是通过采集微量血液明确新生儿是否携带耳聋致病基因的一项检测技术。目前,耳聋被认为与基因突变有直接关系,且随着科学家们研究的深入,耳聋涉及的突变基因范围越来越多,常见的有 $GJB2$ 基因、$SLC26A4$ 基因、12S rRNA 和 $GJB3$ 基因等,不同的基因含有不同的临床意义。

$GJB2$ 为遗传性耳聋中最为常见的致病基因,正常人群中占 2%~3%,耳聋人群中占 21%,该基因会导致先天性耳聋或迟发性耳聋,听力损失大多表现为重度或极重度感音神经性聋。即使父母听力完全正常,但因为他们都是基因突变的携带者,所以仍会有 25% 的概率生下耳聋的孩子,50% 的概率生下和父母一样的基因突变的携带者,也有 25% 的概率生下完全正常的孩子。

$SLC26A4$ 基因在耳聋人群中占 14.5%,常被描述为“一巴掌致聋”,即一巴掌打到耳朵会导致听力下降,属于后天迟发性耳聋。SLC26A4 基因突变表现为大前庭导水管综合征,是一种内耳发育畸形。轻度头部外伤就可能导致大前庭导水管患者听力下降,多表现为进行性、波动性或迟发性听力下降。携带有这一基因突变的人应尽量避免头部外伤等原因引起颅压增高、内耳损伤,从而减缓耳聋的发展。

$GJB3$ 属于后天高频耳聋基因,可引起后天高频感音神经性聋。日常生活中要避免高频声音,如远离重金属摇滚乐,噪声等。

12SrRNA 常被描述为“一针致聋”基因,即原本听力正常的人,在使用抗生素药物后,可能出现听力下降或者耳聋。此基因突变的部分患者会对氨基糖苷类抗生素(如庆大霉素、链霉素、阿米卡星等)极其敏感,应用正常剂量或微量的药物就有可能造成听力损失。我国前期对药物性耳聋的研究发现,门诊散发耳聋患者中约有 5% 是由于线粒体 DNA 12SrRNA 1555G 突变导致,而聋哑学校的特殊群体中则高达 12%。它是线粒体遗传,而且携带这类致聋基因的女性会将这一基因 100% 遗传给下一代,如果母亲携带该基因突变,其子女必然会有同样的致聋风险,但只有女儿能将其传给下一代。

因此,不同的耳聋基因位点控制着不同的性状。当检测到新生儿耳聋基因位点突变时,要根据突变的情况,找医师判断新生儿长大后变聋的可能。有的只是携带突变并不会致聋,但存在进一步遗传给子女的概率;有的是存在后天性致聋的可能,生活中要注意规避风险。及时进行耳聋基因检测,对于个人、家庭及下一代都十分重要。

24.基因测序是什么?

基因测序又称"基因谱测序",是一种相对新的基因检测技术,是国际上公认的一种基因检测标准。基因测序以人体的体液或者组织标本为样本,借助基因测序仪分析样本基因组的全部核苷酸序列,根据测序结果预测个体罹患各种疾病的可能性,也是各种流行病病原体确认的"金标准"。例如 H7N9 禽流感病毒就是中国科学家通过基因测序发现的一种新型重配禽流感病毒。

基因测序技术能够提示基因组的序列信息,包括是否存在基因突变、基因多态性等,锁定个体病变基因,辅助预测和治疗疾病,目前被广泛应用在高端体检、产前诊断、亲子鉴定、肿瘤个体化治疗等领域,极大地推动了精准医疗和个体化治疗的发展。

基因测序是一把双刃剑。它在给临床精准医疗提供必要判断依据和诊断标准的同时,也暴露了一些弊端,如全基因组的检测普及可以得到含有基因缺陷的个体信息,但这些信息一旦泄露,将对被测者的生活产生不良影响。同时,目前只确定了部分的基因位点与疾病的关系,真正用于临床诊断和指导治疗的基因检测并不多;而且有关基因测序在临床疾病诊疗中应用的法律法规尚不健全,基因检测市场相对混乱。因此,目前基因测序在国内多数医疗机构,尤其是基层医疗机构,尚未得到全面推进。

25.无创产前检测结果阳性代表腹中胎儿畸形吗?

无创产前检测(NIPT)一般指无创 DNA 产前检测技术,简称"无创产筛",

指采集孕妇的外周血,通过对血液中游离 DNA(主要是胎儿游离 DNA)进行测序,并将测序结果进行生物学分析,从而得出胎儿是否患有染色体数目异常的疾病的一种分析方法。该技术主要对唐氏综合征、18-三体综合征(爱德华综合征)和 13-三体综合征[帕套(Patau)综合征]进行筛查,也可以发现其他染色体的异常变化。

相对于绒毛取样、羊膜腔穿刺技术和脐带穿刺技术,外周血采集属于相对无创的操作,因此该技术被称为"无创产筛",具有高准确性、高灵敏度、高特异性的优点。无创产筛属于筛查技术,不是诊断性实验,因此无创产筛结果阳性仅代表胎儿有罹患上述三大染色体疾病或其他染色体疾病的风险,并不等于腹中胎儿畸形。

无创产筛阳性的孕妇应及时咨询产科医师,按医师的建议进一步进行诊断性检查,常见的诊断性检查包括羊水、绒毛、脐静脉穿刺等,但是诊断性检查存在一定宫内感染和流产的风险。因此,产前诊断应遵从筛查在先,诊断在后的原则。

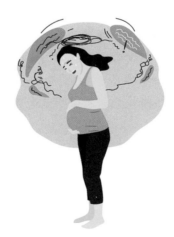

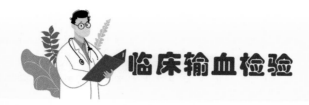

1.献血有年龄限制吗?

献血年龄是有规定的,根据《中华人民共和国献血法》第二条规定:"国家提倡十八周岁至五十五周岁的健康公民自愿献血。"

2.现在主要是哪些人在献血?

根据《中华人民共和国献血法》第七条规定:"国家鼓励国家工作人员、现役军人和高等学校在校学生率先献血,为树立社会新风尚做表率。"当代大学生和现役军人正值身强体壮,是参与爱心献血的主力军。目前,很多机关事业单位、企业、学校都会定期组织爱心献血活动,血液中心、卫健部门、红十字会等机构也会经常组织社会爱心献血,将爱心献血车开进街道、社区,鼓励所有符合献血条件的健康公民踊跃献血。

3.所有人都能献血吗,哪些人不能献血?

献血首先应该满足男性体重≥50千克(女性体重≥45千克),年龄在18~55周岁,既往无献血反应等条件。不能献血的人可分为两类,一是暂时不能献血人群,二是永久不能献血人群。

(1)暂时不能献血人群:①拔牙等小手术后时间少于半个月,疝修补术、阑尾炎切除术、扁桃体手术等术后时间低于3个月,较大手术痊愈后少于半年者;②女性的月经期及月经前三天、月经后三天,流产后时间少于半年,哺乳期与分娩期后不满1年者;③急性肠胃炎、感冒病愈后时间少于1周,急性泌尿道感染治疗后少于1个月者,以及肺炎治愈后不满3个月者;④部分传染疾病,如伤寒治愈后不满1年,痢疾治愈不满半年者,以及布氏杆菌治愈后不满2年,疟疾治愈后不满3年者;⑤广泛性炎症治愈后不满2周,以及皮肤局限性炎症治愈后不满 1 周者;⑥血小板功能损害或者抑制类药物在服用后,停药低于 5 天者,常见的药物如阿司匹林、含阿司匹林药物等;⑦1 年内输注血液成分或者全血者;⑧被组织液或者血液污染器材引发伤害或者存在污染伤口,文身术后不满 1 年者;⑨密切接触传染病者,从接触当天开始直到发病的最长潜伏期不能献血。

(2)永久不能献血人群:①丙型肝炎病毒抗体阳性者、乙型肝炎表面抗原阳性者、病毒性肝炎患者;②人免疫缺陷病毒感染者,如艾滋病患者;③极易感染免疫缺陷病毒人群,例如多个性伴侣、有吸毒史等;④性传播疾病者,包括淋病、梅毒等,以及麻风病;⑤献血者血液曾经导致受血者出现输血有关传染病;⑥过敏性疾病患者,例如支气管哮喘、经常性荨麻疹、药物过敏等;⑦血液疾病患者,例如真性红细胞增多症、凝血功能障碍性疾病、出血性疾病、白血病、贫血等;⑧患有消化系统疾病、心血管系统疾病、精神疾病、代谢障碍性疾病以及自身免疫性疾病的人群,也终身不能参与献血。

4.献血会使人"伤元气"吗?

有人说,血液是人体的精华,不能轻易献血,一旦献血就会元气大伤。事实上,血液具有一定的自我更新能力,人体的调节机制能够迅速补充失去的血液,所以正常献血后并不会造成人体血虚,更不会伤及元气。

一个健康人的总血量约占体重的 8%,一个成年人的血量为 4000～5000 毫升。平时人 80% 的血液在心脏和血管里循环流动着,维持正常生理功能,另外 20% 的血液储存在肝、脾等脏器内,一旦失血或剧烈运动时,这些血液就会进入血液循环系统。一个人一次献血 200～400 毫升只占总血量的 5%～10%,献血后人体储存的血液马上会补充到循环系统,不会减少循环血容量。此外,这 5% 的血液是非常容易补回来的,所以健康人按规定献血不会伤及"元气"。

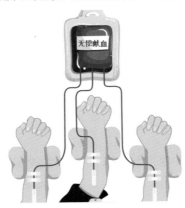

5.献血有什么好处?

无偿献血是一个公民有社会责任感、有爱心的表现。通过无偿献血可以救助需要血液的人,增加血液来源,缓解血源紧张。献血通常需要补充等量的水,可以起到稀释血液的作用;适当献血可以促进血细胞的新陈代谢,刺激骨髓造血,产生新的红细胞,还可以降低血液黏度,降低心血管和脑血管疾病的风险,有利于生活水平的提高。

6.感觉自己很健康,可以连续献血吗?

献血是有时间限制的。根据《中华人民共和国献血法》第九条规定:"血站对献血者每次采集血液量一般为二百毫升,最多不得超过四百毫升,两次采集间隔期不少于六个月。"所以,并不是觉得自己身体健康就可以连续献血。

7.什么是单采血小板献血,有什么要求?

单采血小板是指通过血细胞分离机,把献血者体内的血小板分离出来,储存于血小板袋中,再供给患者的过程。临床上可用来治疗血小板生成障碍引起的血小板减少、稀释性血小板减少、血小板功能异常引起的出血等情况。

单采血小板对献血者有明确的要求:

(1)年龄不超过 55 周岁,体重 50 千克以上。

(2)符合捐献全血的各项检测标准。采前献血者血小板计数须大于 $150 \times 10^9/L$,血细胞比容大于 38%。

(3)上肢静脉充盈良好。

(4)为防止机采期间脂肪血的发生,要求献机采血小板者在献血前 3 天忌食高脂肪食物,如肉类、蛋类、豆浆、花生和瓜子等食物。

(5)献血小板前一天多饮水,当日必须吃早餐,但忌高脂食物,不得空腹献血。

(6)献血小板前一周不得服用阿司匹林、布洛芬、维生素 E、双嘧达莫、氨茶碱、青霉素及抗过敏类药物。

(7)保证充足的睡眠和稳定的情绪,采血时应全身放松,避免精神紧张。

(8)如曾捐献全血,需相隔 30 天后才能献血小板。

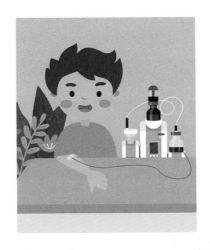

8.我献过血,输血的时候还需要交费吗?

曾经参与过无偿献血,需要输血的时候还是要支付一部分费用的。《中华人民共和国献血法》第十四条规定:"公民临床用血时只交付用于血液的采集、储存、分离、检验等费用;具体收费标准由国务院卫生行政部门会同国务院价格主管部门制定。"市民参加了基本医疗保险,那么输血费用是可以报销一部分的,如果参加过无偿献血的话,还可以再报销一次。这也是国家为了鼓励大家无偿献血做出的优惠政策,具体报销政策各地略有不同,以当地规定为准。

9.我献过血,用血后费用该如何报销?

无偿献血者用血报销是有明确的标准和要求的:

(1)无偿献血量累计计算时间为自 1998 年《中华人民共和国献血法》实施之日至用血之日(以出院日期为准)后六个月内。

(2)献血量累计在 1000 毫升以下的,终身享受报销与献血量等量的临床用血费用。自献血之日起 5 年内享受报销 5 倍献血量的临床用血费用。

(3)献血量累计达 1000 毫升及以上的,本人终身享受无限量临床用血费用报销。

(4)无偿献血者受益人享受累计报销与无偿献血者献血量等量的临床用血费用。

(5)无偿献血者本人与受益人用血报销标准互不影响。

(6)每捐献一个治疗量的机采血小板,按 800 毫升全血献血量计算。

（7）无偿献血者所献血液首次复检不合格的，按照该报销标准执行。各地对于献血优惠略有不同，具体情况以各地献血规定为准。

10.ABO 血型是如何定型的？

ABO 血型系统是以人体红细胞上的抗原与血清中抗体而定型的。凡红细胞上含有 A 抗原，而血清中含有抗 B 抗体的称为"A 型"；红细胞上含有 B 抗原，而血清中含有抗 A 抗体的称为"B 型"；红细胞上含有 A 和 B 抗原，而血清中无抗 A、抗 B 抗体的称为"AB 型"；红细胞上不含有 A、B 抗原，而血清中含有抗 A 和抗 B 抗体称为"O 型"。

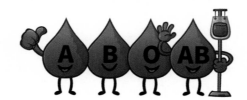

11.你知道子女血型与父母血型之间的关系吗？

很多人认为孩子的血型会和父亲的血型一样，这是不对的。孩子的血型不一定与父亲相同，但是一定和父母双方的血型有着不可分割的关系。孩子的血型主要由父母双方提供的遗传基因决定，所以会受到父母双方的影响，而且具有一定的遗传规律，如表 3 所示。

表 3　子女血型与父母血型的对应关系

父母血型	子女可能有的血型	子女不可能有的血型
O＋O	O	A、B、AB
A＋O	A、O	B、AB
A＋A	A、O	B、AB
B＋O	B、O	A、AB
B＋B	B、O	A、AB
A＋B	A、B、AB、O	—
AB＋O	A、B	O、AB
AB＋B	A、B、AB	O

续表

父母血型	子女可能有的血型	子女不可能有的血型
AB+A	A、B、AB	O
AB+AB	A、B、AB	O

12.为什么 O 型血不建议输给其他血型的受血者?

由于 O 型血红细胞上缺乏 A、B 抗原,O 型红细胞在紧急情况下少量输注给其他血型的病人,一般不会引起严重的溶血反应,因此 O 型血的人俗称"万能献血者"。但是,O 型血浆中含有抗 A、抗 B 抗体,它能致敏或凝集 A、B、AB 型红细胞,使之寿命缩短或立即破坏,属于输血禁忌。输血以输同型血为原则,不同血型的人是不能相互输血的,只有当受血者 ABO 血型鉴定困难、在抢救生命的紧急关头同型血不足或缺乏时,才可输入少量 O 型洗涤红细胞以解燃眉之急。所以,O 型血并不是万能血,不建议输给其他血型的受血者。

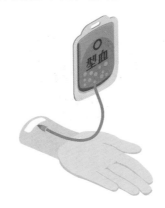

13."熊猫血"为什么这么珍贵?

"熊猫血"是指 Rh 阴性血型。人类最重要的血型系统有两个,一个是 ABO 血型,另一个是 Rh 血型。Rh 血型在临床上的重要性仅次于 ABO 血型而处于第二位。Rh 血型系统是根据红细胞膜上是否含有 D 抗原来决定的,含有 D 抗原的是 Rh 阳性,不含有 D 抗原的是 Rh 阴性。我国汉族人中,绝大部分的人是 Rh 阳性血,Rh 阴性血比较稀有,约占人群的 0.4%,所以 Rh 阴性血型又被称为"熊猫血型"。由于 D 抗原具有非常强的抗原性,能够刺激机体产生相应的抗体,Rh 血型不合的输血有可能危及患者的生命,母子 Rh 血型不合的妊娠,有可能发生死胎、早产、新生儿溶血病等。Rh 阴性的人如果首次输入 Rh 阳性血,在 D 抗原刺激下,血清内出现 RhD 抗体,以后再次输入 Rh 阳性血时就会产生输血反应。如果 Rh 阴性妇女怀孕 Rh 阳性胎儿,胎儿的红细胞借机进入母体,也可刺激母体产生 RhD 抗体,即使第一次输血,也可能引起溶血性输血反应。所以 Rh 血型在临床输血和产科中具有非常重要的意义,临床输血时不仅要 ABO 同型,Rh 血型也要一致才能输注。

14."熊猫血"的产妇如何输血?

Rh 阴性产妇如果输血,原则上输注自体血、同型血或者相合血液。患者有 RhD 抗体存在时,必须输 Rh 阴性 ABO 同型血液,紧急情况下可以输入 Rh 阳性血小板和血浆。患者无 RhD 抗体存在时,输 Rh 阴性 ABO 同型红细胞,紧急情况下可以输入配血相合的红细胞。

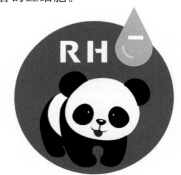

15.抗 D 人免疫球蛋白的作用是什么?

抗 D 人免疫球蛋白是一种药物,是由经过免疫刺激产生 RhD 抗体的 Rh 阴性人血浆制备而成。Rh 阴性孕妇分娩或流产 Rh 阳性胎儿时,胎儿红细胞中的 D 抗原进入母体血液,使母体产生抗该血型抗原的抗体(1gG 类),当母体再次妊娠时,该抗体可通过胎盘进入胎儿血液循环,使胎儿在宫内或出生后发生大量红细胞破坏,出现一系列溶血性疾病。Rh 阴性孕妇若其胎儿是 Rh 阳性,抗 D 人免疫球蛋白能破坏进入母体血液的 D 抗原,抑制母体血液产生抗 RhD 抗体,被动给予抗 D 人免疫球蛋白可以预防母亲 RhD 抗体产生,使阳性胎儿安全出生。孕 4 个月和分娩后 3 天内孕妇各注射一次该抗体,可以预防孕妇 RhD 抗体产生,有效降低新生儿溶血病的发生率,也可以用于 Rh 阴性患者误输 Rh 阳性血液的治疗。

16.什么是大量失血?

我们常在影视作品中听到医生说"病人大量失血,情况十分危急"。那么,失血多少才算"大量失血"呢? 其实,以下几种情况都可以称为"大量失血"。

(1)24 小时内丢失一个自身血容量(正常成人体重的 7%、儿童体重的 8%~9%)。

(2)3 小时内丢失 50% 自身血容量。

(3)成人出血速度达到 150 mL/min。

(4)出血速度达到 1.5 mL/(kg·min)超过 20 分钟。

(5)失血导致收缩压低于 90 mmHg 或成人心率超过 110 次/分钟。

17.输血治疗同意书的内容包括哪些?

输血治疗同意书的内容主要包括患者姓名、性别、年龄、病案号、科别、临床诊断、输血目的、输血史、孕(产)史、临床诊断、输血前检查(肝功、乙肝、丙肝、梅毒、艾滋病毒)结果、输血的必要性、输血可能发生的主要情况、告知医生签字及日期和被告知患者或家属的签字及日期。

18.家属可以去取血吗?

家属不可以取血,必须由医护人员或医院指定人员领血。国家规定,取血时要由医院工作人员进行相关的核对签字手续。取血人员与输血科人员共同核对受血者姓名、性别、年龄、科别、住院号、床号、血型、交叉配血记录、供血者血袋号、血型、血液类别、血量、有效期、血液有无溶血及血块,以及血袋有无渗漏,以上信息确认无误后发血者与取血者双方签字,才可以取走血液。

19.为什么说输新鲜血并不安全?

新鲜血液中抗原性较强,相较于库存了一段时间的血液更容易引起输血反应。新鲜血液中含有活性淋巴细胞,会增加发生输血相关性移植物抗宿主病(TA-GVHD)的危险。梅毒螺旋体在体外 4 ℃可生存 3 天,储存超过 3 天的血反而更安全。对于血小板、粒细胞等单一血液成分来说,12 小时以内的血液可称为"新鲜血液",但这样的血液中所含血小板、粒细胞等未经处理,用量达不到治疗效果。因此,输新鲜血弊大于利,不主张输用。

20.为什么亲属间输血并不安全?

在影视剧中,经常会出现亲属之间直接输血的场面,很多人也认为输亲属的血更安全、更放心,其实亲属间直接输血并不安全。医生不建议患者输注家属的血,考虑最多的是可能发生输血相关性移植物抗宿主病(TA-GVHD),其经常发生在干细胞移植、骨髓移植和血液移植术后。

输血从本质上来讲属于移植的一种,就是将自体或异体的细胞组织移植到宿主体内发挥作用,所以输血也是最早采用的细胞移植。既然是移植,必然会伴随着一系列可能发生的免疫反应,而 TA-GVHD 就是其中的免疫反应之一,同时也是最严重的输血并发症之一。亲属间输血,尤其是直系亲属间输血,因为基因相近,而且受血者免疫功能低下,不能识别或无力排斥输入体内亲属的免疫活性淋巴细胞,使亲属的淋巴细胞得以在受血者体内"迅速发展",并且在受血者体内"反客为主",把受血者的组织器官视为异己而进行免疫性攻击,造成广泛性的组织器官损害,引起该疾病的发生。虽然 TA-GVHD 发病率为0.1%~1%,可一旦得病,情况将非常严重,死亡率在90%以上。因为TA-GVHD在亲属间发生的概率远高于非亲属,尤其是直系亲属,比如父母与子女间,发生率要比非亲缘关系之间高 11~21 倍,且目前对于 TA-GVHD 无特效治疗方法,所以为了避免此疾病,必须最大程度上杜绝亲属间输血。

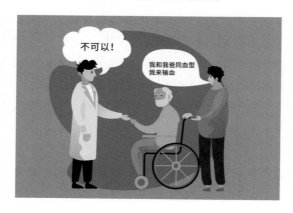

21.输血的风险有哪些?

输血是临床上用于抢救失血性休克患者的常用手段之一,其本身是有一定风险的。首先,输血可能会引起不良反应,如发热、皮疹甚至是溶血等,尤其是溶血性输血反应可能会造成生命危险。其次,不当输血还会传播一些疾病,如乙肝、丙肝等。虽然会对血液制剂进行病原体检测,但某些病原体感染存在"窗口期"。窗口期是指从病毒感染到能检测出相应抗体的这一段时间,由于检测不到抗体,无法临床确诊,但是血液中已经带有一定量的病原体了,如果这时候将血液输送给患者,患者就有被感染的可能。为进一步保障输血安全,目前我国已经实现了血液核酸检测全覆盖,大幅度缩短了乙型肝炎病毒、丙型肝炎病毒和人免疫缺陷病毒检测的"窗口期",降低输血相关感染发生率,但"窗口期"仍然存在。此外,目前已报道的可通过血液传播的其他病原微生物如人细小病毒 B19、人类嗜 T 细胞病毒、EB 病毒、巨细胞病毒、疟疾等在我国尚未纳入常规检测项目,因此输血仍有传播相关病原体的风险。所以在临床治疗中,提倡尽可能地不输血、少输血,以减少输血带来的风险。

22.输血不良反应是怎么分类的?

输血是临床治疗的重要手段,同时也存在风险,输血不良反应就是最常见的风险之一。输血不良反应是指在输血过程中或输血后,受血者发生了用原来疾病不能解释的、新的症状和体征,包括输血过程中和输血后因输血操作、血液成分本身、血液质量、外来物质和微生物传播引起的不良反应和疾病。

(1)根据输血不良反应开始出现症状、体征和临床表现时间,可将输血不良反应分为即发型反应和迟发型反应。

(2)按输血反应的机制可分为免疫介导和非免疫介导两类,其中最常见的为免疫介导的非感染性输血反应,大部分与血型抗原有关。

(3)按临床表现及造成的并发症可分为过敏反应、发热反应、溶血反应、输血后紫癜、肺水肿、枸橼酸盐中毒、空气栓塞和含铁血黄素沉着症、败血症等。其中红细胞输血导致的溶血性输血反应最严重,死亡率最高,非溶血性发热反应与过敏性反应最为多见。

除以上几种分类方法外,还可以按照引起输血不良反应的血液成分进行划分。有些输血不良反应的发生发展机制仍不明确,临床治疗中虽然采取相关措施,依然不能完全避免输血相关不良反应的发生。临床上对输血不良反应更深层次的研究仍在继续,积极研究输血不良反应发生的原因和机制,科学开展输血不良反应的预防、诊断和治疗,对保证输血安全、提高输血疗效具有重要意义。

23.输血前的检查有哪些,有什么作用?

输血前的检查主要是针对血型和感染性疾病的检测,包括 ABO 血型、RhD 血型、不规则抗体筛查、交叉配血、肝功能、乙肝病毒(HBV)、丙肝病毒(HCV)、艾滋病病毒(HIV)和梅毒抗体等。

临床输血应遵循同型输注原则,提前检查血型可以避免引发严重的输血反应。此外,如果发现受血者患有传染性疾病,可以尽早开始治疗,避免医院内交叉感染,减少传染病传播风险。同时,也可以提醒临床医务人员加强自我保护,严格操作规范,避免医疗损伤。

24.什么是不规则抗体筛查,输血前为什么要查这个项目?

不规则抗体是指 ABO 血型系统抗体(抗 A 和抗 B)以外的血型抗体。正常情况下在血液中不存在不规则抗体,妊娠或多次输血患者可产生红细胞同种抗体,是引起免疫性溶血性输血反应及配血困难的主要原因。因此,在输血前进行患者血清中不规则抗体的筛查,是必不可少的重要环节。排除任何可能引起患者溶血性输血反应的因素,有利于早期确认及鉴定临床上具有意义的抗体,避免一些异常情况而造成病情延误,对于保障输血安全、保证患者生命安全、避免输血反应非常重要。

25.为什么 O 型血孕妇产检时要做新生儿溶血病产前检查?

母亲是 O 型血,父亲是 A 型、B 型或者 AB 型血,所生的孩子是 A 型血或 B 型血。A 型血的孩子红细胞表面会有 A 抗原,B 型血的孩子红细胞表面会有 B 抗原,而 O 型血的母亲体内有抗 A 抗体和抗 B 抗体,这两种抗体可以在分娩后通过胎盘传到新生儿体内,与 A 抗原或者是 B 抗原结合,从而出现溶血性贫血、黄疸、肝脾肿大等临床表现。所引起的母婴血型不合,也就是 O 型血溶血,容易引起新生儿溶血病。

新生儿溶血病是指孕妇和胎儿血型不合所致的胎儿或新生儿免疫性溶血性疾病。胎儿从父方遗传所获血型抗原(如 Rh 和 ABO 血型抗原)为母方所缺乏,分娩过程中该胎儿血型抗原进入母体,使母体产生抗该血型抗原的抗体(IgG 类)。当母体再次妊娠时,抗该血型抗原的抗体(IgG 类)可通过胎盘进入胎儿血液循环,使胎儿在宫内或出生后大量红细胞被破坏,出现一系列溶血性征象的疾病。在我国以 ABO 血型不合者占多数,RhD 血型不合者占少数,其他如 MN、Kell 等血型系统不合引起的新生儿溶血病少见。新生儿溶血病产前检查可以预判哪些孕妇的胎儿会有新生儿溶血病,要对这些孕妇妊娠期间定期检测,预估发病的程度并做适当的预防和治疗,确定最适分娩时间和分娩方式。分娩后对新生儿密切观察,进行血液检测和及时治疗。

26.什么是产前抗体效价检测?

用血清(血浆)经连续倍比稀释后与选定的红细胞悬液进行反应,以肉眼可见明显凝集的最高稀释度的倒数来表示效价,常用于产前检查和抗体特异性鉴定。在妇产科,其主要用于母婴血型不合、溶血病的诊断,最常见的是 ABO 溶血。

27.准备手术的择期手术患者,国家提倡采用什么方式献血?

《中华人民共和国献血法》第十五条规定:"为保障公民临床急救用血的需要,国家提倡并指导择期手术的患者自身储血,动员家庭、亲友、所在单位以及社会互助献血。"

28.什么是自体输血,自体输血有什么好处?

自体输血是采集患者自身的血液或血液成分,经过储存或一定的处理,在术中或术后需要时再回输给患者,是一种较为安全的输血方法。自体输血可以避免因输入异体血液可能导致的溶血反应、发热及过敏,可避免移植物的抗宿主反应,避免受血者因输入异体血液而导致的免疫功能下降,提高用血安全性,降低输血后代谢性酸中毒、低钙血症及高钾血症的发生,还可以节省血源,缓解用血紧张的状况,减少患者的支出。自体输血主要分为以下三种类型:

(1)术前储存式自体输血。术前一定时间采集患者自身的血液进行保存,在手术期间输入。

(2)急性血液稀释。一般在麻醉后,手术主要出血步骤前抽取患者一定的自体血储存。同时输入胶体液或晶体液补充血容量,使血液适当的稀释,降低血红蛋白含量。手术出血时,血液的有形成分丢失减少,然后根据术中失血及患者情况将自体血回输给患者。

(3)血液回收。血液回收是指用血液回收装置,将患者体腔内的积血、手术中出血及术后引流血进行处理,然后回输给患者。血液回收必须采用合格的设备,回收处理的血液必须达到一定的质量标准才能使用。

29.为什么要输血浆？血浆的适应证有哪些？

输血浆的主要目的是补充凝血因子，预防和治疗因凝血因子缺乏引起的出血或者出血倾向。临床可用于较常见的血液系统疾病，以及与凝血因子有关的疾病治疗：

(1)单个凝血因子缺乏：若无相应的凝血因子制剂，可以使用新鲜冰冻血浆或冰冻血浆补充缺乏的凝血因子，如凝血因子Ⅴ缺乏症可以使用新鲜冰冻血浆补充凝血因子缺陷。

(2)肝病患者获得性凝血因子缺陷：由于多数凝血因子在肝脏合成，肝病造成凝血因子普遍减低，血浆中含有除组织因子以外的凝血因子可以补充肝病的凝血缺陷。

(3)大量输液引起的凝血功能障碍：大量输液会导致血浆稀释，可以通过血浆输注进行纠正。

(4)口服抗凝剂过量导致的出血：尤其是华法林使用过量引起的出血症状，在停药后可以通过补充血浆使出血得到迅速控制。

(5)抗凝血酶缺陷：体内主要的抗凝功能发挥受到限制，有引起血栓形成的风险。由于国内没有抗凝血酶制剂，故用血浆进行替代，同样可以得到较好的效果。

(6)血栓性血小板减少性紫癜：由于体内血管性血友病因子裂解酶的缺乏，引起以广泛微血栓形成为特点的血栓性疾病。

(7)血浆置换：一般情况下可以使用晶体盐、血浆代用品或清蛋白溶液，不需要大量的血浆。但对于置换量大或有凝血因子缺乏的患者需要使用一定量的血浆。

(8)大面积灼伤：血浆是比较理想的胶体溶液，含钠量高于生理盐水，肺阻力和非水肿增加不显著，同时还可以补充免疫球蛋白等成分。在液体复苏治疗时，应用部分血浆的效果优于完全应用电解质溶液。

(9)弥散性血管内凝血(DIC)：由于大量凝血因子的消耗，可以选用新鲜冰冻血浆进行补充治疗，每100毫升血浆中含有100单位各种凝血因子。尤其是其凝血和抗凝因子维持着天然的平衡关系，对于纠正DIC复杂的凝血和抗凝异常状况的效果比较好。

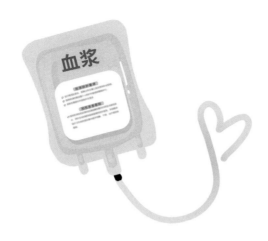

30.什么是冷沉淀,冷沉淀的适用症是什么?

冷沉淀是采用特定的方法将保存期内的新鲜冰冻血浆在 $1\sim6$ ℃融化后,分离出大部分的血浆,并将剩余的冷不溶解物质在 1 小时内速冻成固态的成分血。可治疗缺乏凝血因子Ⅷ(FⅧ)及纤维蛋白原而出血不止的患者或血友病患者,适用于儿童及成人轻型甲型血友病、血管性血友病、先天性或获得性纤维蛋白原缺乏症。有时冷沉淀也用于手术后出血、严重外伤及 DIC 等患者的替代治疗:

(1)低血容量性休克并发 DIC:输注冷沉淀可重建凝血机制,恢复机体功能。

(2)先天性或获得性纤维蛋白原缺乏症:对于严重创伤、烧伤、白血病和肝功能衰竭等原因导致的纤维蛋白缺乏的患者,输注冷沉淀可明显改善其预后。

(3)血管性血友病:血管性血友病表现为血浆中血管性血友病因子(vWF)缺乏或缺陷。因冷沉淀中含有较高的 FⅧ和 vWF,所以选用冷沉淀来治疗该病。

(4)儿童及轻型成年人甲型血友病:甲型血友病的治疗主要是补充 FⅧ,冷沉淀是除 FⅧ浓缩剂外最有效制剂之一。

31.造血干细胞移植患者为什么要输辐照血液?

辐照血液是指使用照射强度为 $25\sim30$ Gy 的 γ 射线对血液制剂进行照射,使血液制剂中的 T 淋巴细胞失活性所制成的成分血,主要用于预防输血相关性移植物抗宿主病（TA-GVHD）。TA-GVHD 是指免疫缺陷或免疫抑制的患者，不能清除输入血液中的具有免疫活性的淋巴细胞，使其在体内存活、增殖，将患者的组织器官识别为"异己"，进行免疫攻击、破坏的一种致命性输血并发症，虽然发生率低，但起病急、进展快、死亡率很高。输注辐照后的血液是目前降低TA-GVHD 发生的有效方法。

32.输血前,医务人员应与患者沟通哪些内容?

（1）向患者、近亲属或委托人充分说明使用血液成分的必要性、使用的风险和利弊及可选择的其他办法，并记录在病历中。

（2）取得患者或委托人知情同意后，签署《输血治疗知情同意书》。

（3）同意书中须明确其他输血方式的选择权。

（4）同意书中应明确同意输血次数。

（5）《输血治疗知情同意书》要入病历保存。

（6）因抢救生命垂危的患者等特殊情况需紧急输血，不能取得患者或者其近亲属意见的，经医疗机构负责人或者授权的负责人批准后实施。

（7）输血可能导致的免疫反应的风险，如急慢性溶血、过敏反应、输血相关移植物抗宿主病及发热反应等。

（8）输血可能导致的病原体感染，如乙肝病毒、丙肝病毒、艾滋病病毒、梅毒螺旋体、巨细胞病毒等。

33.血栓弹力图检查有什么意义?

血栓弹力图可以实时连续反映除血管因素外所有血液成分参与的整个凝血过程，以此判断患者出血及发生血栓的风险。血栓弹力图能更敏感、更全面地评估凝血的异常状态，预测患者出血与死亡的风险，帮助临床医生清晰、明确地制定输血策略，更好地指导临床用药和治疗。

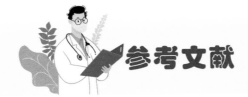

参考文献

1.曹彬,翟介明.新型冠状病毒肺炎临床使用手册[M].北京:中国协和医科大学出版社,2020.

2.崔巍,王青.临床血液和体液检验标准化操作程序[M].上海:上海科学技术出版社,2020.

3.龚道元,张纪云.临床检验基础[M].4 版.北京:人民卫生出版社,2015.

4.刘静,陈慧勇.分子生物学实验技术[M].北京:人民卫生出版社,2022.

5.倪语星,尚红.临床微生物学与检验[M].4 版.北京:人民卫生出版社,2007.

6.彭明婷,尚红.临床血液与体液检验[M].4 版.北京:人民卫生出版社,2007.

7.尚红,王毓三.全国临床检验操作规程[M].4 版.北京:人民卫生出版社,2015.

8.王学锋,滕本秀,欧阳锡林.临床输血 1000 问[M].北京:人民卫生出版社,2011.

9.夏薇,陈婷梅.临床血液学检验技术[M].北京:人民卫生出版社,2015.

10.张秀珍,朱德妹.临床微生物检验问与答[M].2 版.北京:人民卫生出版社,2014.

11.(美)马克·K.冯.美国血库协会技术手册[M].桂嵘,主译.北京:人民卫生出版社,2020.

12.沈洁,袁晖,叶俏,等.急性痛风性关节炎患者肿瘤标志物 CA724 水平的临床意义研究[J].健康之友,2020,49(19):1086-1088.

13.王谦,张玲,毛海婷,等.中药淫羊藿苷逆转肝癌 HepG2.2.15 细胞恶性表型及诱导分化研究[J].世界华人消化杂志,2007,15(19):2087-2092.

14.诸俊仁,高润霖.中国成人血脂异常防治指南(2016 年修订版)[J].中华心血管病杂志,2016,44(10):833-853.

　　15.中华医学会糖尿病学分会.中国2型糖尿病防治指南(2020年版)[J].中华糖尿病杂志,2021,13(4):315-409.

　　16.中华人民共和国国家卫生健康委员会.静脉血液标本采集指南(WS/T 661—2020)[S].2020.

　　17.中华人民共和国国家卫生和计划生育委员会.D-二聚体定量检测(WS/T 477—2015)[S].2015.

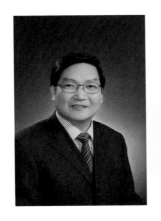

跋　健康科普——开启百姓健康之门的"金钥匙"

从医三十多年,每天面对那么多患者,我在工作之余常常思考,如何让人不生病、少生病,生病后早诊断、早治疗、早康复。这样既能使人少受病痛折磨,又能减少医疗费用,还能节约有限的医疗卫生资源。对广大医者而言,如此重任,责无旁贷。

《黄帝内经》说,上医治未病、中医治欲病、下医治已病。老子曾说:"为之于未有,治之于未乱。"这些都说明了疾病预防的重要性。

做医学科普有重要意义,是一件利国利民、惠及百姓的大事。在大健康时代,医者不仅要掌握精湛的医术,为患者治病,助患者康复,还应该积极投身健康科普事业,宣传和普及医学知识,引导大众重视疾病的预防,及早诊断和规范治疗。因此,近年来我逐步重视科普工作。

记得小时候,每每遇到科学上的困惑,我就去翻"十万个为什么"这套书,从中寻找答案。那么,百姓对身体健康产生疑问,有无探寻答案的去处?在多年的临床工作中,我常常碰到患者对疾病一知半解或存在误解的情况。我心里很清楚,患者就医之前往往会先上网搜索,可是网上的信息鱼龙混杂,不少内容缺乏科学性、权威性,患者被误导的情况时有发生。当患者遇到困惑时,能否从权威的医学科普书籍中找到答案?我曾广泛查阅,了解到有关医学科普方面的书籍虽然种类繁多,但良莠不齐,尤其成规模、成系统的丛书更是鲜见,于是,我萌发了编写本丛书的想法,并为这套书取名"医万个为什么——全民大健康医学科普丛书"，"医"与"一"同音，一语双关，"全民大健康"是我们共同的心愿和目标。

朝斯夕斯，念兹在兹。我多方征求相关专家意见，反复酝酿，最终达成一致意见，大家都认为很有必要编写一套权威的健康科普丛书，为百姓答疑解惑。一个时代，有一个时代的使命；一代医者，有一代医者的担当。历经一整年的精心策划和编写，"医万个为什么——全民大健康医学科普丛书"终于付梓了。大专家写小科普，这套书是齐鲁名医多年从医经历中答患者之问的精华集锦，是对百姓健康的守护，也是对开启百姓健康之门的无限敬意。

物有甘苦，尝之者识；道有夷险，履之者知。再伟大的科学家也有进行科普宣传的责任。"医万个为什么——全民大健康医学科普丛书"要做的就是为百姓答疑解惑、防病治病，让医学科普流行起来。

丛书编纂毫无疑问是个复杂的系统工程，自2021年提出构想后，可谓一呼百应，医学专家应者云集。仅仅不到一年的时间，我们集齐了近千名作者，不舍昼夜努力，撰写完成卷帙浩繁、数百万字的书稿，体现了齐鲁医者的大使命、大担当、大情怀。图书是集权威性、科普性、实用性以及趣味性为一体的医学科普精萃，对百姓健康来说极具实用价值，也是落实党的二十大报告"把保障人民健康放在优先发展的战略位置，完善人民健康促进政策"的医学创举。

在图书编写过程中，我们着力做到了以下两点：

一是邀请名医大家执笔。山东省研究型医院协会自成立起，就在学术交流、人才培养、科技创新、成果转化、服务政府和健康科普教育等方面做出了一定的成绩，尤其在健康科普方面积累了丰富经验，并打造了一支高水平的科普专家团队。本套丛书邀请的都是相关专业的名医作分册主编，高标准把关。由于医学专业术语晦涩难懂，如何做到深入浅出、通俗易懂，既能讲明医学知识又符合传播规律是摆在我们面前的难题。有些大专家学识渊博且有科普热情，不过用语太过专业；年轻医生熟悉互联网传播特点，但专业的深度有时候略显不足。所以我们采用"新老搭配"的方法，在内容和语言风格上下功夫，力求呈现在读者面前的内容"一看就懂，一学就会"。

二是创新传播形式。我们邀请专业人士高标准录制音频，把全书内容分章节以二维码的形式附在纸质图书上，以视听结合的方式呈现，为传统科普注入新鲜活力。二维码与纸质科普图书结合，让读者随时扫码即可聆听，又能最大限度拓展纸质科普书的内容维度，实现更广泛的科普，让"每个人是自己健康第一责任人"的宗旨践行得更实、更深入人心，无远弗届！

有鉴于此，我要以一位老医学工作者、医学科普拥趸者的身份衷心感谢和赞佩以专家学者为首的作者队伍的倾情付出。

还要特别感谢张运院士、宁光院士为本丛书撰文作序，并向为图书出版付出心力的编辑以及无数幕后人的耕耘和努力表示衷心感谢，向你们每一个人致敬！

念念不忘，必有回响。衷心希望"医万个为什么——全民大健康医学科普丛书"能为千家万户送去健康，惠及你我他，为健康中国建设助力。

山东省研究型医院协会会长　胡三元

2023 年 5 月

胡三元，医学博士，二级教授，主任医师。原山东大学齐鲁医院副院长、山东第一医科大学第一附属医院院长。现任山东大学齐鲁医院、山东第一医科大学第一附属医院普通外科学学术带头人，山东大学特聘教授、山东大学和山东第一医科大学博士研究生导师；山东省"泰山学者"特聘教授、卫生部和山东省有突出贡献中青年专家、山东省医学领军人才，享受国务院政府特殊津贴。

对中国腔镜技术在外科领域特别是肝胆胰脾外科中的创新应用与规范推广、"腹腔镜袖状胃切除术＋全程化管理"治疗肥胖症与 2 型糖尿病体系的建立和国产腔镜手术机器人的研发做出了突出贡献。荣获国家科技进步二等奖、中华医学科技奖一等奖、山东省科技进步一等奖等 10 余项科技奖励。

主要社会兼职：中国医师协会外科医师分会副会长；中华医学会外科学分会委员、腹腔镜内镜外科学组副组长；中华医学会肿瘤学分会委员；中国研究型医院学会微创外科学专业委员会主任委员；中国医药教育协会代谢病学专业委员会主任委员；中国医学装备协会智能装备技术分会会长；山东省医学会副会长、外科学分会主任委员；山东省医师协会腔镜外科医师分会主任委员；山东省研究型医院协会会长。